健康になる、毎日の食事のヒント

# みんなの コンビニ 栄養学

東京慈恵会医科大学附属病院栄養部
濱裕宣　赤石定典

主婦と生活社

# コンビニ食品の

## 01

### 種類は無限!?食品数がとにかく豊富

お弁当、総菜などの食品をはじめ、冷凍食品や生鮮食品なども販売されているコンビニ。扱う商品は2500〜3000品目を数えるといわれています（食品以外も含む）。今回、コンビニの定番食品に絞り、その栄養解説、おすすめの組み合わせを紹介します。

## 02

### 塩分は全体的に多め、かつ味も濃いめ

幅広い客層に好まれる味つけになっているため、コンビニ食品は全体的に塩分が多め。本書では、足りない栄養を補填する「一品」を紹介していますが、1日の塩分摂取量をオーバーする組み合わせもあります。その前後の食事で塩分量を調整してください。

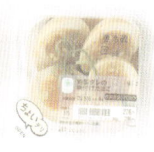
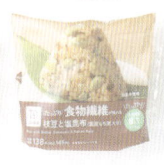
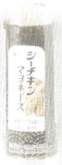

# 4大特徴！

## 03 効率よく 買い物ができて タイパは最高

いつでもどこでも利用できるコンビニは、忙しいときやすぐに何かがほしいときに重宝されます。小さなスペースに必要なものが厳選されて並んでいるので、タイパ（タイムパフォーマンス）は最高。シチュエーションに応じた悩みを解決してくれます。

## 04 健康に配慮した 便利な食品が 増加中

野菜不足を解消するカット野菜や冷凍野菜、いろんな種類の栄養補助食品なども販売されており、コンビニ＝不健康は昔の話。小さなカップの総菜も種類多く並んでおり、利用次第では簡単に栄養が摂れて、健康ケアができるようになっています。

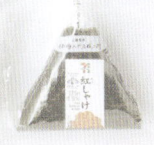
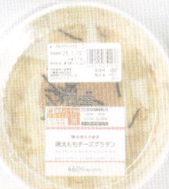
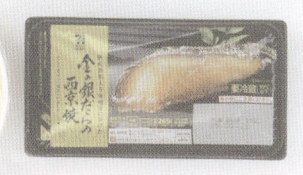

# みんなの栄養は足りている?

# 6大栄養素
# 摂取状況

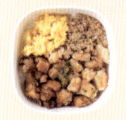
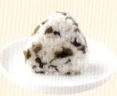
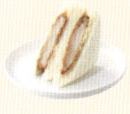
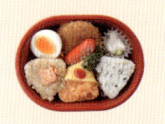
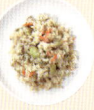

「令和5年　国民健康・栄養調査結果」(厚生労働省)より

## たんぱく質

**1日の摂取必要量**
女性50g　男性65g

| 摂取量 | | |
|---|---|---|
| 20歳以上 | **72.3g** | |
| 65〜74歳 | **73.2g** | |

(男女計の数値)

**意識変化により摂取量が増加中**

数年前は高齢者を中心に不足気味の栄養素であったが、近年、たんぱく質の重要性が認知されたこともあり、摂取量が増加中。必須アミノ酸を適切に含むものを「良質なたんぱく質」という。

## 脂質

**1日の摂取必要量**
女性40g　男性40g

| 摂取量 | | |
|---|---|---|
| 20歳以上 | **61.0g** | |
| 65〜74歳 | **61.7g** | |

(男女計の数値)

**男女ともに摂取量をオーバー**

脂質は多く摂りすぎても不足してもだめな栄養素。脂分を避ける人もいるが、体を動かすエネルギーになり、脳や神経細胞の構成成分、ホルモン合成の材料にもなる不可欠な栄養素。

## 糖質

**1日の摂取必要量**

女性182〜242g 男性229〜304g

| 摂取量 | |
|---|---|
| 20歳以上 | **246.0g** |
| 65〜74歳 | **249.8g** |

（男女計の数値）

> **概ね必要量を摂取**

ブドウ糖は脳の唯一の栄養源。足りないと脳が働かなくなる。体内で最初に吸収される、重要なエネルギー源。

※1日の必要エネルギー量が女性1600kcal、男性2000kcalの場合

## ビタミン

**ビタミンCの1日の摂取必要量**

成人で100mg

| 摂取量 | |
|---|---|
| 20歳以上 | **93g** |
| 65〜74歳 | **107g** |

（男女計の数値）

> **高齢者以外は摂取量不足**

ビタミンA、B群、D、E、Kなど多くの種類があるが、総じて不足気味の栄養素。ビタミン不足を解消するため、いろんな種類の食品を摂取する必要がある。不足すると欠乏症が現れる。

## ミネラル

**カルシウムの1日の摂取必要量**

女性650g 男性700〜800g

| 摂取量 | |
|---|---|
| 20歳以上 | **482g** |
| 65〜74歳 | **527g** |

（男女計の数値）

> **男女ともに摂取量不足**

カルシウム、リン、カリウム、ナトリウム、鉄など多くの種類があるミネラル。カルシウムや鉄を中心に、現代人は不足気味。体内で合成することができないので食事から摂る必要がある。

## 食物繊維

**1日の摂取必要量**

18〜64歳の女性18g 男性21g

| 摂取量 | |
|---|---|
| 20歳以上 | **18.2g** |
| 65〜74歳 | **19.4g** |

（男女計の数値）

> **男性は摂取量不足**

野菜を中心に含まれる栄養素。野菜は1日に350gの摂取が推奨されているが、足りていないのが現状。海藻やきのこ、玄米などにも含まれているので、意識的に取り入れて不足を解消。

# 「食事」「生活習慣」を見直して、

# 足りない栄養を プラス

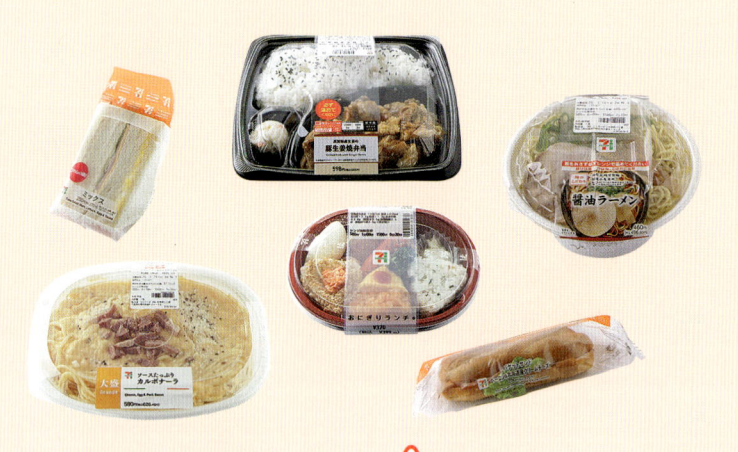

## 食事の偏り、ダイエットなどで 栄養バランスが崩れる

　コンビニ食品に限らず、自炊をしていても、自分や家族が好む食事を続けていれば栄養は偏ります。また、ダイエットによる脂質や糖質の摂取制限も栄養バランスを崩します。特定の食材ばかり食べていないか、忙しいからといって手軽な食事が続いていないかなど、食事状況を見直してみてください。

糖質、脂質の
摂りすぎに
注意

不足しがちな
ビタミン、ミネラル、
食物繊維を補う

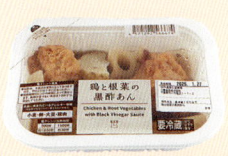
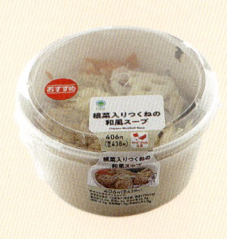
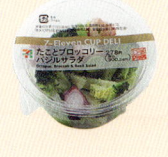
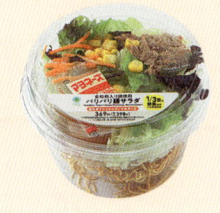
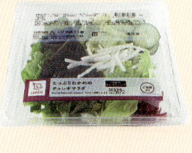

# 「現代型」栄養失調が招く
# 病気を予防!

　現代人の栄養失調とは、エネルギーは足りているが、たんぱく質やビタミン、ミネラルなどの特定の栄養が足りていない状態のことです。栄養の過不足は体に必ず影響を与え、糖尿病や高血圧、腎臓病、骨粗しょう症などさまざまな病気を招きます。栄養を理解した「食事」が健康生活の第一歩です。

# セブン-イレブン、ファミリーマート、ローソン、コンビニ食品の栄養を徹底解剖！

　老若男女すべての世代でお世話になっているコンビニ。弁当、総菜、おにぎり、パン、スープ、サラダなど、そこに行けば各種の食品が揃っています。

　栄養で大切なのは「バランス」です。必要な栄養を過不足なく摂れば、健康な体を自然に維持できます。自炊、外食、コンビニ食品いずれであっても、自分の好きなものばかり食べていれば栄養は偏り、病気になってしまいます。コンビニの豊富な食品数は、足りない栄養を手軽にプラスして、栄養バランスを改善するのに役立ちます。

　本書は、「コンビニ食品を推奨する」本でも、「コンビニ食品はダメ」という本でもありません。みんなが使うコンビニ食品を栄養学の面から徹底的に解説した本です。上手に活用すれば、あなたの健康生活の一助になるはずです。

　ご近所のスーパーなどのお弁当・総菜にも応用できる内容になっているので、広くお役立ていただければ幸いです。

東京慈恵会医科大学附属病院栄養部

濱 裕宣　赤石定典

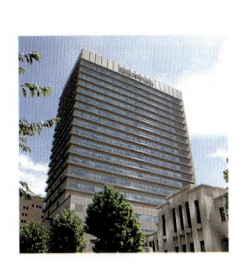

## 日本の「栄養」「健康食」における先駆者

東京慈恵会医科大学附属病院
栄養部

　明治時代まで不治の病として恐れられていた脚気（かっけ）を、食事療法で撲滅したのが慈恵会医科大学病院の創設者・高木兼寛（1849〜1920）です。設立以来、食事からの栄養摂取の重要さを広め、その知識、技術が受け継がれています。

# みんなのコンビニ栄養学
## 目次

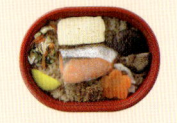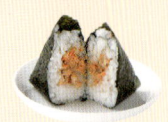

## PART 1 コンビニ定番食品【お弁当（丼・麺類含む）】の栄養を徹底解剖

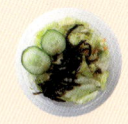
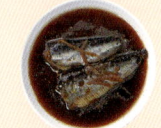
## PART 2　コンビニ定番食品【おにぎり＆パン＆スープ】の栄養を徹底解剖

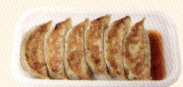

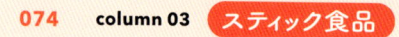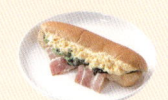

## PART 3

## コンビニ定番食品 【総菜 ＆ サラダ】の 栄養を徹底解剖

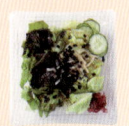

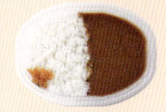

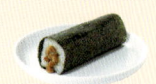
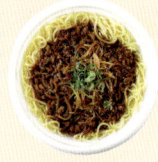

## PART 5 好きなものを食べて、なおかつ健康になる コンビニ活用法

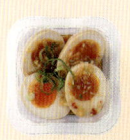
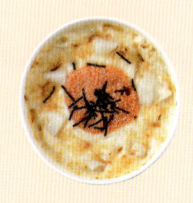
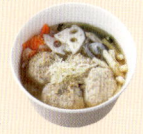

## 本書を読む前に一読ください

- 本書で掲載されている食品は、2025年1〜2月に販売されていたものが掲載されています。本文中の栄養成分の数値は、その食品の栄養成分表示が反映されています。商品名が大きく変わるものでなければ、栄養成分が多少変わっても本書の内容が大きく変わることはありません。同じ理由で、スーパーや総菜屋で販売されている類似食品であれば、本書を応用することが可能です。
- 掲載食品についての質問などがございましたら、各販売元にお問い合わせください。弊社では対応いたしておりません。同様に、その食品について何かありましても、弊社は責任を負いかねますのでご承知おきください。
- コンビニは、各地域で商品が異なる場合がありますので、本書掲載の食品がお客様の近所では販売されていないこともあります。お問い合わせなどは各販売元にお願いします。
- 本書の内容は、『日本食品標準成分表2020年版（八訂）』を参考にしています。

コンビニ定番食品

## 【お弁当】
（丼・麺類含む）
の栄養を
徹底解剖

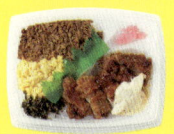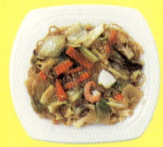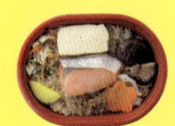

# 小ぶりながら1食分のエネルギー量を確保。揚げ物、焼き魚でたんぱく質、脂質は十分！

## 幕の内弁当（セブン-イレブン）

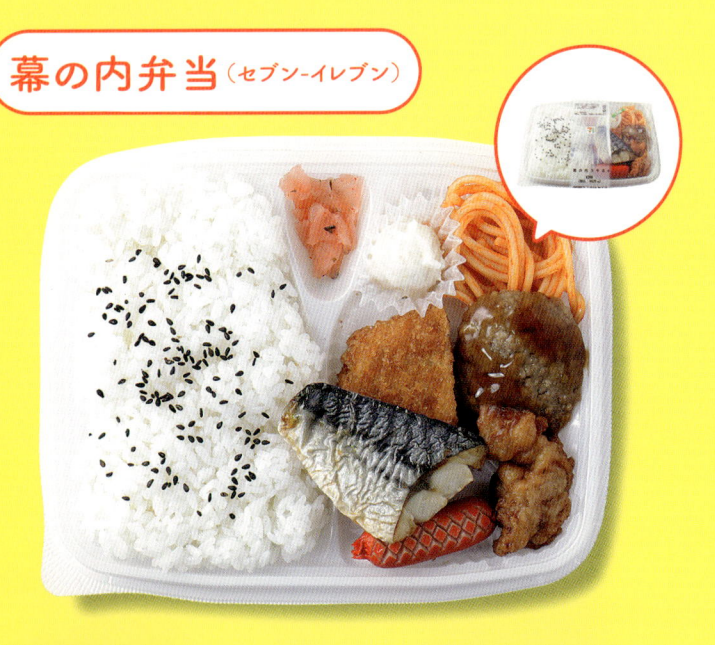

**ココが特徴！**

人気のおかずが少量ずつ多種類入っているのが「幕の内弁当」の魅力。この幕の内弁当もカロリー、たんぱく質がしっかり摂れて、コスパは最高。煮物が入っていないので塩分が抑えられています。

**食材内容・栄養成分**

**白飯・鶏つくね・コロッケ・さば・スパゲティ・鶏唐揚げ・ウインナー・ポテトサラダ・大根漬**

カロリー 638kcal・たんぱく質 18.8g・脂質 22.4g・炭水化物 93.5g（糖質 87.2g・食物繊維 6.3g）・食塩相当量 2.4g

## いろんな栄養を少しずつ摂れる。
## さばに含まれるDHA、EPAの摂取は貴重

　肉、魚、揚げ物にポテトサラダやウインナーまで入り、多彩なおかずで満足度の高い内容のお弁当です。小ぶりながら638kcalあるので、1食分としては十分なエネルギー必要量が確保できます。ポテトサラダのかわりに、根菜などの煮物、きんぴらやひじきが入っていたら理想の「幕の内弁当」に近くなると思います。

　栄養成分としては、さばが入っているので血流を改善する効果のあるDHAやEPAが摂取できます。コンビニ弁当は魚が入っているものが少ないので、ありがたい一品といえます。鶏肉は良質なたんぱく質に加え、ビタミンB群やナイアシンが含まれており、消化がよくてダイエットや胃腸の弱い人にも適した食材です。

　お弁当の塩分としては低めなほうですが、気になる人はさくら漬大根を残してもよいでしょう。

### 「健康」食生活へのワンポイント

　この一品ではビタミンや食物繊維が足りないので、食塩量は少し増えますが、サラダや煮物などの副菜を足すと栄養バランスがよくなります。

　わかめなどの海藻やきのこ類を使ったサラダ、ほうれん草などのおひたしやごま和え、れんこんやごぼう、にんじんなどの根菜を使った筑前煮などの副菜がおすすめです。

　最初に副菜から食べることで、食後の血糖値上昇も穏やかになるというメリットも得られます。

## 02 通常の「海苔弁当」より量が多いぶん高カロリー。塩分が気になる人は「明太子」は避けるとよい

### 明太海苔弁当（ファミリーマート）

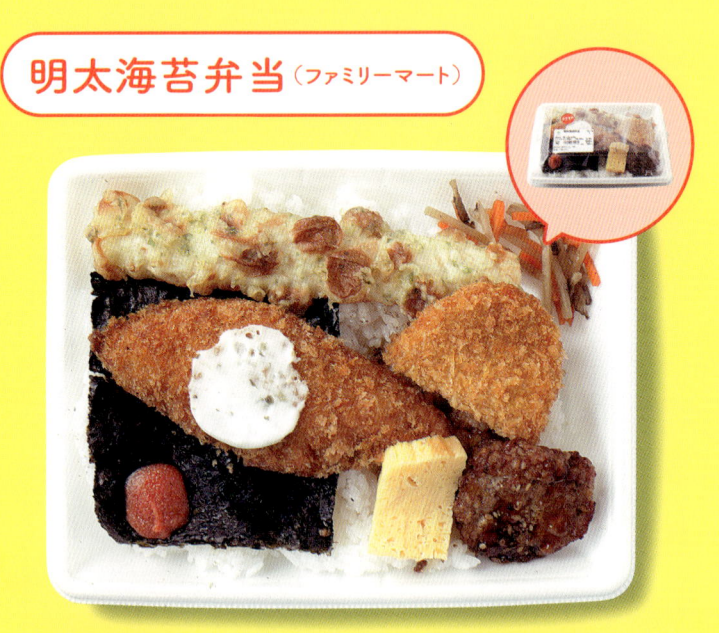

### ココが特徴！

多種類のおかずが楽しめるのは「幕の内弁当」と同じ。通常の「海苔弁当」より具材が多くなっているのはうれしいところ。ただし、揚げ物が大きい分カロリーは842kcalと、見た目の印象より高めです。

### 食材内容・栄養成分

**白飯・白身魚フライ・ちくわ磯辺天・コロッケ・つくね揚げ・卵焼き・海苔佃煮・ごぼう・にんじんなど**

カロリー 842kcal・たんぱく質 22.0g・脂質 26.0g・炭水化物 132.3g（糖質 128.2g・食物繊維 4.1g）・食塩相当量 4.2g

## ネーミングに反して海苔は少ない「海苔弁」。海苔自体は食物繊維の摂取に適した食材

揚げ物中心のおかずなので脂質が高く、高カロリーになっています。白身魚のフライは1枚（73g）で218kcalもあります。

フライに使われている魚はホキ。タラに似ていて、淡泊な味わいでクセが少なく、海苔弁当やフィッシュバーガーなどの揚げ物によく使われる魚です。DHAとEPAのほか、ナイアシンやナトリウムが含まれています。

磯辺揚げのちくわにも魚由来の栄養成分が含まれており、良質なたんぱく質やビタミンB群、カルシウムなどが摂取できます。ちくわそのものは低糖質で血糖値の急上昇を抑える働きがあるため、ダイエット食としておすすめの食材です。海苔は、日頃不足しがちな食物繊維の補給源として最適ですが、この弁当では量としては少なく、それほどの栄養量は期待できません。

### 「健康」食生活へのワンポイント

コンビニの弁当は電子レンジで温めて食べる場合が多いこともあり、生野菜が入っていないものがほとんどです。この弁当にも少量の根菜が使われてはいますが、野菜類がまったく足りません。

サラダや和え物などをプラスすると食物繊維が摂れてバランスがよくなりますが、マヨネーズやドレッシング、しょうゆを使った副菜では全体的にカロリーや塩分量が高くなってしまうため、ミニトマトなどのプラス一品がおすすめです。

# 1日のたんぱく質摂取量の半分をカバー。がっつり食べたい年代のお昼ご飯に

## ハンバーグ弁当（ローソン）

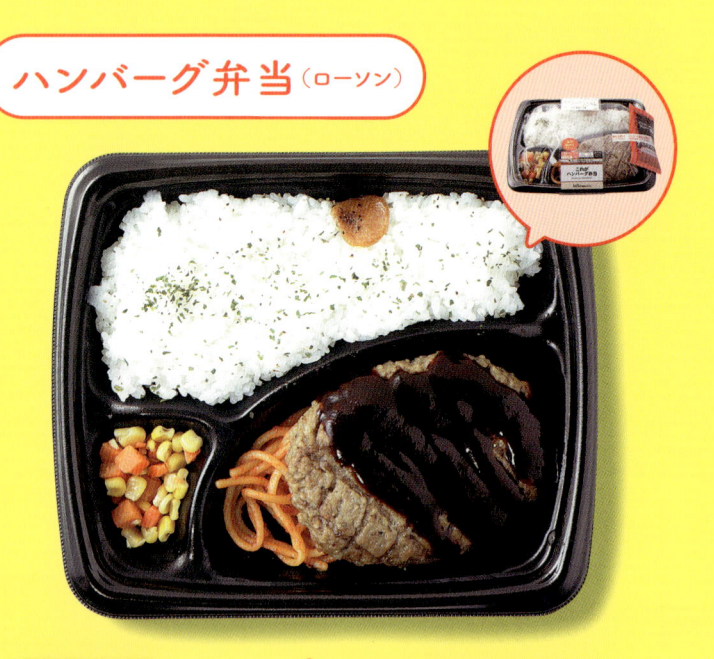

**ココが特徴！**

成人男性1日の必要たんぱく質摂取量のほぼ半量が摂れるボリューム。ハンバーグやデミグラスソースはもちろん、つけ合わせのスパゲティにも脂肪、糖質がたっぷり。高カロリー、高脂質の弁当です。

**食材内容・栄養成分**

**白飯・ハンバーグ・スパゲティ・コーン・にんじん**

カロリー 763kcal・たんぱく質 31.5g・脂質 25.5g・炭水化物 105.0g（糖質 98.5g・食物繊維 6.5g）・食塩相当量 4.33g

## ハンバーグは牛肉の割合が多いほどカロリー高。十分な脂質とビタミンが含まれる

ハンバーグに使われる合挽き肉は、牛と豚の挽き肉を合わせたもので、その割合は、牛6：豚4が一般的。100g当たりのカロリーは235kcalで、牛肉の割合が多いほどカロリーは高くなります。栄養成分としては脂質が多く、ビタミン$B_1$、ビタミン$B_2$のほか、セレン、ビタミン$B_{12}$も多く含まれていて、疲労回復、貧血予防、目の健康維持、老化防止などの健康効果が期待できます。

つけ合わせは定番のバターコーン。甘みとバターのコクで白飯が進みますが、脂質と塩分の摂取も多くなっています。

### 「健康」食生活へのワンポイント

デミグラスソースはたくさんの油脂と小麦粉を使うため、このソース自体が高カロリー。ハンバーグ本体と合わせるとダブルのカロリー摂取になります。ハンバーグは食べたいけどカロリーが気になるという人は、ソースを変えるのもアリかも。おろしポン酢などをかけて食べることで摂取カロリーはかなり抑えることができます。コクのあるデミグラスソースは食欲をそそりますが、さっぱりと食べられる和風ハンバーグもおいしいですよ。

#### 食べるときの注意MEMO

エネルギー、たんぱく質をしっかり摂りたい人の昼食向きの弁当です。夜遅い時間に食べるのはやめたほうがよいでしょう。サラダ類を加えるなら、ごぼうのサラダやきんぴらごぼうなどをプラス。不足している食物繊維を補うことができます。

# 豚肉と生姜の相性は味と栄養的にも抜群！肉系弁当の中では比較的カロリーは低め

## 豚生姜焼き弁当（ローソン）

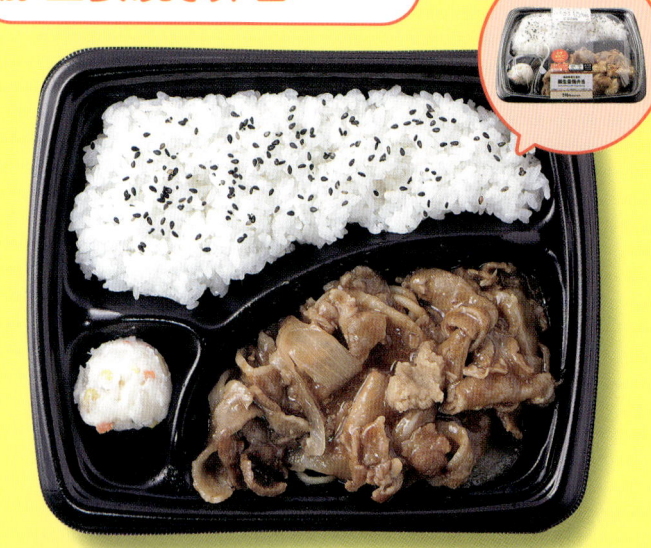

**ココが特徴！**

たんぱく質、糖質がしっかり摂れて、肉系の弁当としては比較的カロリーも低めです。一般的に、生姜焼きは豚肉だけなので、ハンバーグに比べると脂質が少ないのも特徴です（全体量によります）。

**食材内容・栄養成分**

**白飯・豚肉・玉ねぎ・スパゲティ・ポテトサラダ**

カロリー 701kcal・たんぱく質 27.5g・脂質 25.1g・炭水化物 93.6g（糖質 88.7g・食物繊維 4.9g）・食塩相当量 4.39g

## 豚肉のビタミンB1で代謝を高め、疲労回復。玉ねぎと合わせることで吸収率アップ

豚の生姜焼きは、豚ロース肉の薄切りなどを生姜やしょうゆ、酒、砂糖などで作った甘辛いたれに浸して焼き上げたもので、豚肉の旨みと生姜の風味が絶妙に合わさって食欲をそそる人気のおかずです。

豚肉に豊富に含まれるビタミンB1はエネルギーの代謝を高め、疲労回復に役立ちます。疲れがたまりやすい人や夏バテ予防におすすめの栄養素で、この弁当にも入っている玉ねぎなどのねぎ類と一緒に摂ると、体への吸収率が高まります。

また、生姜の辛味成分には体を温める効果のほか、エネルギー代謝や体脂肪の分解を促す働きもあるので、ダイエット中の人にもうれしい食材といえます。

### 「健康」食生活へのワンポイント

豚の生姜焼きに一品加えるなら、袋入りのキャベツのせん切りを。生姜焼きのたれは味つけが濃く量もたっぷりあるので、キャベツのせん切りを混ぜ合わせれば、ドレッシングやソースなしでもおいしく食べられます。ビタミンCやビタミンU、$\beta$-カロテンなどのビタミンやミネラル、食物繊維の補給になります。

#### 食べるときの注意MEMO

カロリーが低めの割に糖質が多いのはご飯がたっぷり入っているため。お腹いっぱい食べたい人は別として、ダイエット中や生活習慣病予備群の人は、ご飯を減らし、付け合わせのスパゲティを残すなどして糖質制限するとよいでしょう。

# 1日のエネルギー量半分近くのボリューム。ほかの食事で量と食物繊維摂取を調整

## 3色そぼろ&チキン南蛮弁当（ファミリーマート）

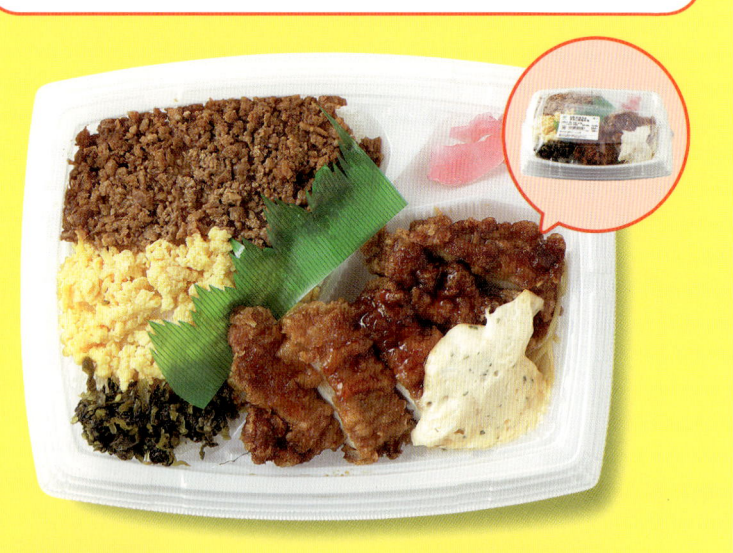

**ココが特徴！**

カロリーが900kcal近くあるボリューム弁当。女性なら1日に必要なエネルギー量の半分の摂取となってしまいます。揚げた鶏肉にタルタルソースをかけるチキン南蛮は、鶏といえど脂質は多めです。

**食材内容・栄養成分**

白飯・鶏天ぷら・鶏そぼろ・卵・高菜漬・スパゲティなど

カロリー 880kcal・たんぱく質 28.9g・脂質 34.4g・炭水化物 115.1g（糖質 112.1g・食物繊維 3.0g）・食塩相当量 4.7g

## チキン南蛮単品でもカロリーは高め。
## 高菜漬は栄養的に優秀だけど塩分に注意

　鶏ひき肉と卵、高菜漬の3色そぼろ丼にチキン南蛮をプラスした満腹間違いなしの弁当です。一般的には3色の「緑」にはほうれん草や小松菜、絹さやなどが使われますが、この弁当では高菜漬を使っているため、ちょっと塩分が高くなっています。おそらくチキン南蛮が九州・宮崎発祥というところから、同じ九州・福岡名物の高菜漬を使ったものでしょう。塩分は気になりますが、高菜漬にはビタミンが多く含まれていて、あのピリッとした辛みの成分であるアリルイソチオシアネートには、抗酸化作用や胃腸を刺激し食欲を増進させる効果もあり、栄養的にはなかなか優秀な食材なのです。

### 「健康」食生活へのワンポイント

　チキン南蛮は、揚げた鶏皮がパリッとしておいしいのですが、この部分に脂質が多く含まれています。タルタルソースもカロリー高めなので、ダイエット中の人には不向きなメニューです。また、添え物のスパゲティも糖質が含まれているので、侮れません。

　野菜を補うなら、みそやマヨネーズをつけずにそのままのスティック野菜などがベター。

#### 食べるときの注意MEMO

　食べるなら昼食にし、夕食はカロリー控えめにするとよいでしょう。血圧が高い人や高齢者にとっては高菜漬の塩分が気になるところ。当病院でも高血圧の人の食事では、弁当などに入っている梅干しや漬物類は残すように指導しています。

# 小食な人に人気のミニ弁当。必要な栄養素が足りないので、もう一品プラス！

## おにぎりランチ（セブン-イレブン）

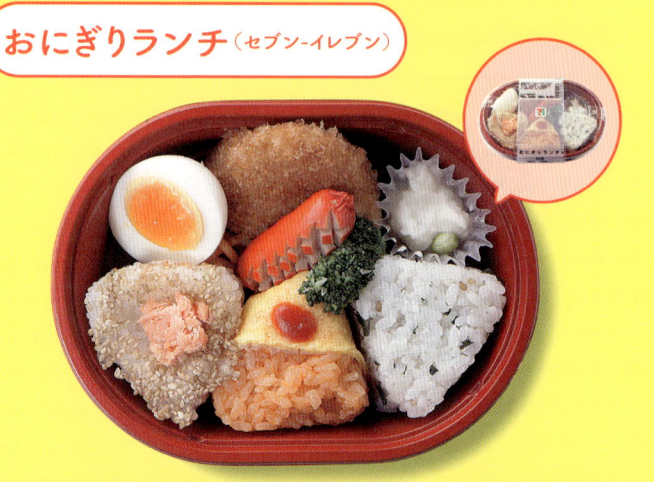

## たんぱく質が摂れるサラダを組み合わせる

　おにぎりだけの食事よりは少量でもおかずがあるのでバランスはよいのですが、1食分としては食物繊維はもちろん、カロリーやたんぱく質など体に必要な栄養素が足りません。昼食にこの弁当をチョイスするなら、夕食はしっかり食事をする必要があります。たんぱく質が不足すると筋肉が低下して代謝が落ち、かえって太りやすい体質になります。ツナや鶏肉など、たんぱく質が含まれる副菜をもう一品組み合わせてください。

**食材内容・栄養成分**
白飯・コロッケ・卵・ソーセージ・スパゲティ・ポテトサラダなど

カロリー 400kcal・たんぱく質 12.7g・脂質 11.3g・炭水化物 63.0g（糖質 60.5g・食物繊維 2.5g）・食塩相当量 2.5g

# いわゆるミニ「鮭弁当」。いろんな食材がバランスよく食べられる

## 炙り焼き銀鮭と和だしごはん（セブン-イレブン）

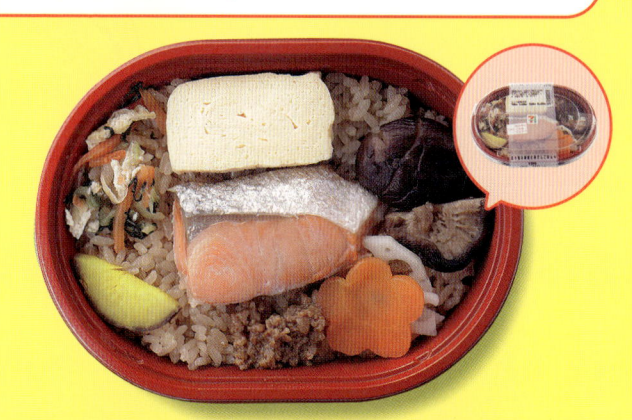

### 味つきご飯で少量でも食べた感あり

　魚に肉、卵、根菜類のほかしいたけや油揚げなど多品目の食材がバランスよく入ったミニ弁当。ご飯も味つきで少量でも満足できる内容になっています。ただし、栄養的にはたんぱく質や脂質、食物繊維が少ないので、豚しゃぶサラダやチキンサラダなど、ボリュームのある副菜をプラスして不足の栄養素を補いましょう。鮭はカルシウムの吸収を助けるビタミンDを豊富に含むので、牛乳やヨーグルトの組み合わせもおすすめ。

**食材内容・栄養成分**
白飯・鮭・卵・しいたけ・にんじん・さつまいも・れんこんなど

カロリー 326kcal・たんぱく質 13.6g・脂質 5.0g・炭水化物 57.8g（糖質 55.4g・食物繊維 2.4g）・食塩相当量 1.4g

# 08

## ワンプレートなのに栄養バランスは優等生。もち麦にはミネラル、食物繊維が多く含まれる

### 温玉ビビンバ丼（セブン-イレブン）

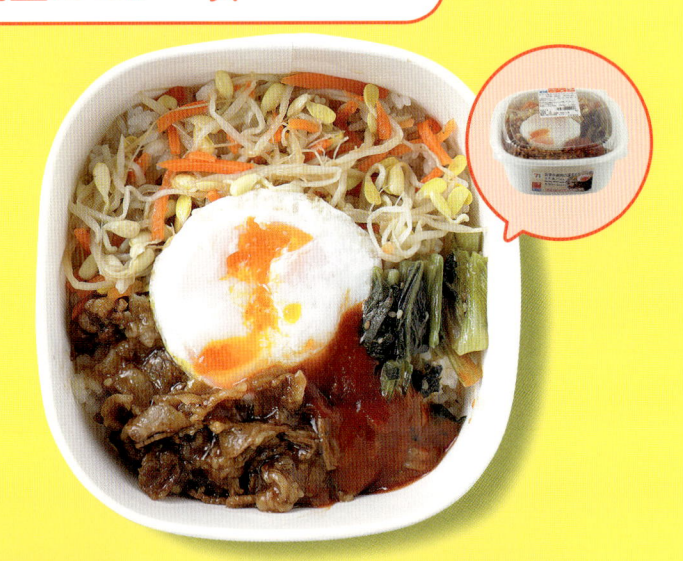

**ココが特徴！**

野菜がしっかりとれるビビンバは栄養バランスのよい優秀な丼もの。牛肉や卵が入り、たんぱく質も十分。ご飯に配合されたもち麦はミネラル、食物繊維が豊富で、セカンドミール効果が期待できます。

**食材内容・栄養成分**

白飯・もち麦・牛肉・卵・小松菜・豆もやし・にんじんなど

カロリー 619kcal・たんぱく質 20.8g・脂質 20.4g・炭水化物 92.3g（糖質 83.9g・食物繊維 8.4g）・食塩相当量 3.2g

## たんぱく質はスタミナのモト。
## 小松菜のビタミン、ミネラルが免疫力を高める

　ビビンバは、ご飯の上に肉、野菜、卵などがバランスよく盛りつけられた料理で、一度に複数の食材を楽しむことができる人気の韓国めし。多様な食材の組み合わせで、炭水化物、たんぱく質、ビタミン、ミネラル類がバランスよく摂れる栄養的に優れたメニューです。

　牛肉や卵は良質なたんぱく質が豊富に摂取できて、体力の維持、向上に役立ちます。

　小松菜は免疫力を高めるビタミン、ミネラルを多く含む優良野菜。$\beta$-カロテン、ビタミンC、鉄分、カルシウム、食物繊維などが豊富で貧血やがん予防、美肌効果もあります。

### 「健康」食生活へのワンポイント

　牛肉や小松菜に含まれる鉄は、ビタミンCと一緒に摂ることで吸収率が高まります。そこで、ビビンバ丼にビタミンCを多く含むトマトやブロッコリーなどが入ったサラダを組み合わせてみましょう。手軽に済ませるならトマトジュースでもOKです。さらに、ご飯に配合されたもち麦は食物繊維に加え、鉄も豊富。日頃不足しがちな鉄分の補給に最適な一品です。

#### 食べるときの注意MEMO

　食後の血糖値を上がりにくくするセカンドミール効果を期待するなら、夕食より昼に食べるのがおすすめです。もち麦は腸内環境を整える働きがありますが、水溶性食物繊維で下痢を招くこともあり、胃腸の弱い人は食べすぎに注意しましょう。

# 09 高たんぱくなのに低カロリー。女性のほぼ1日分のたんぱく質を摂取、エネルギー1食分をカバー

## 焼き鳥丼（セブン-イレブン）

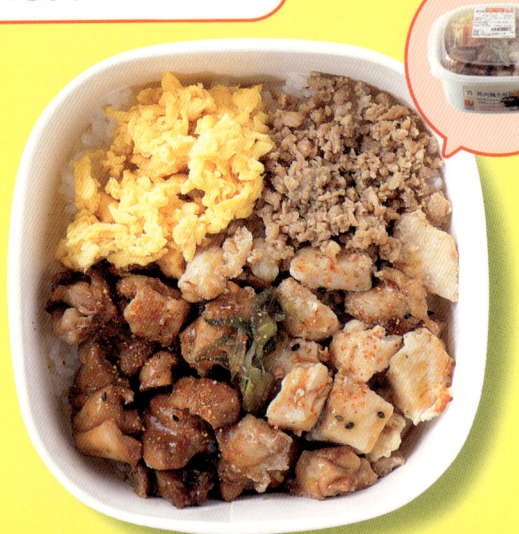

### ココが特徴！

鶏肉のもも、むね、そぼろの3種に炒り卵を加えた高たんぱくなのに低カロリーなヘルシーメニュー。たんぱく質は女性のほぼ1日分の摂取量、エネルギーは1食分をカバーできる優秀な丼ものです。

### 食材内容・栄養成分

**白飯・鶏もも肉・鶏むね肉・卵・ねぎなど**

カロリー 643kcal・たんぱく質 42.3g・脂質 14.8g・炭水化物 87.0g（糖質 83.5g・食物繊維 3.5g）・食塩相当量 3.6g

## むね肉はナイアシンやパントテン酸などが豊富。もも肉はビタミンAやビタミンB₂、鉄が含まれる

　鶏のむね肉、もも肉、鶏そぼろ、卵そぼろをしょうゆだれで仕立てた焼き鳥丼。鶏肉の部位による食感や味わいの違いを楽しめます。

　鶏むね肉はしっとりやわらかで、脂肪が少ない部位のためさっぱりと食べられます。栄養成分を見てみると、たんぱく質はもも肉より多く、そのほか、エネルギーをつくるのに欠かせない補酵素として働くナイアシンや、ストレスをやわらげる働きのあるパントテン酸などが豊富です。ナイアシンはアルコールの分解にも必要なビタミンで、お酒と一緒に食べると二日酔い予防の効果も期待できます。

　鶏もも肉は弾力があり、ほどよい脂肪がついていてコクがあり、ジューシー。脂質はむね肉の2倍以上含まれているほか、ビタミンAやビタミンB₂、鉄が豊富です。

### 「健康」食生活へのワンポイント

　野菜はねぎだけなので、副菜として青菜の和え物や、海藻と豆のサラダなどを一緒に食べると食物繊維の摂取量がアップします。添付のタレはかけずに、七味唐辛子をふって食べれば減塩になります。

#### 食べるときの注意MEMO

　カロリーをできるだけ抑えながらも、たんぱく質はきちんと摂りたいというときに適しています。筋トレで筋肉を鍛えている人にはぴったりです。たんぱく質がしっかり確保できるので、食事量を減らしがちなダイエット中の人にも向いています。

# たんぱく質が足りないので、卵をのせると味・栄養的にもGOOD

**10**

**牛丼（ローソン）**

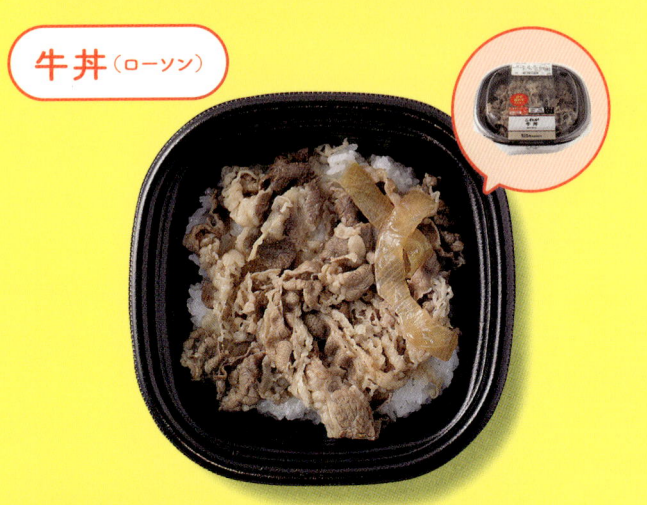

## 野菜摂取のためナムルなどプラスして

牛肉と玉ねぎがだしの効いたしょうゆだれでやわらかく煮込まれ、食欲をそそります。牛肉に多く含まれる鉄は、ビタミンCが豊富な緑黄色野菜と一緒に食べると吸収率がアップするので、ほうれん草や小松菜などのナムルを一品添えると栄養的にGOOD。

意外ですが、牛肉の量がそれほど多くないからか、1食分としてはたんぱく質が足りません。生卵や温泉卵をプラスすると、その不足も補えてバッチリです。

**食材内容・栄養成分**
白飯・牛肉・玉ねぎ

カロリー 625kcal・たんぱく質 17.1g・脂質 26.8g・炭水化物 80.3g（糖質 77.3g・食物繊維 3.0g）・食塩相当量 3.08g

## 11 具材が少ないカレーは「ご飯」のみとほぼ一緒。「おかず」が必要

**カレー**（ファミリーマート）

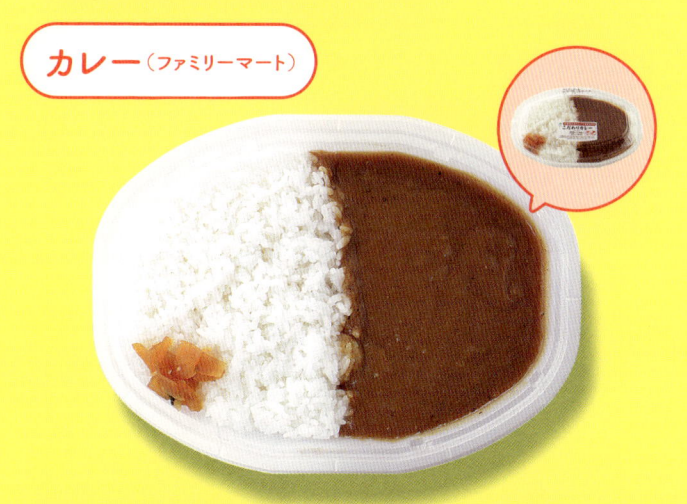

## 副菜を足して栄養を補足したい一品

　カレーは一般的に炭水化物と脂質が多くなりがちなメニューです。さらに、具材が少ないと体に必要な栄養素が多分に不足することになります。

　このカレーは具材がないぶん、カロリーは低いので緑黄色野菜や根菜、豆類などのサラダや煮物などボリュームのある副菜を足してください。チキンカレーや野菜カレーなど、カレーは総じて栄養的には何かが足りません。その日中でもよいので補うように心がけましょう。

| 食材内容・栄養成分 | カロリー 569kcal・たんぱく質 10.0g・脂質 |
|---|---|
| 白飯・カレールー | 11.5g・炭水化物 107.0g（糖質 104.6g・食物繊維 2.4g）・食塩相当量 3.7g |

# おもち効果で腹持ちよし。食物繊維が足りないのでチキンサラダなどをプラス！

## 明太もちチーズグラタン（ローソン）

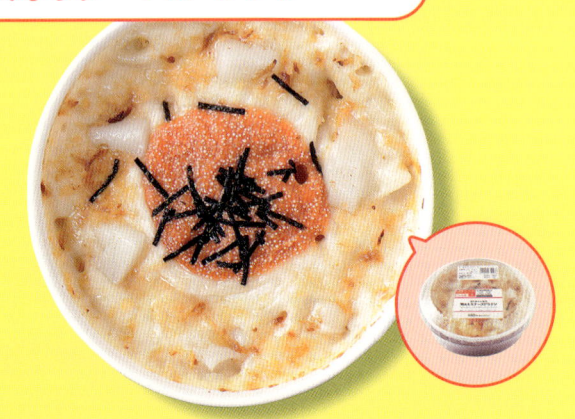

### チーズなのにカロリー低めがうれしいところ

　もんじゃ焼きでおなじみの「明太子＋もち＋チーズ」の組み合わせをグラタンにしたメニュー。おいしいに決まっています。ただし、見たとおりに野菜はゼロでたんぱく質も足りないので、チキンサラダなどと合わせて食べてほしいです。おもちが入っているので、カロリーの割には腹持ちがよく、食べごたえがあるのも魅力。おもちは白米より糖質を多く含んでいるため消化がよく血糖値が早く上がるので、満腹感を早く感じられる食材です。

**食材内容・栄養成分**
マカロニ・もち・明太子・チーズ
など

カロリー 351kcal・たんぱく質 16.2g・脂質 10.5g・炭水化物 48.6g（糖質 46.5g・食物繊維 2.1g）・食塩相当量 3.8g

## 13

# バターを控える工夫で
# カロリーは低めに。
# エビの栄養は期待しないで！

**海老ドリア**（ローソン）

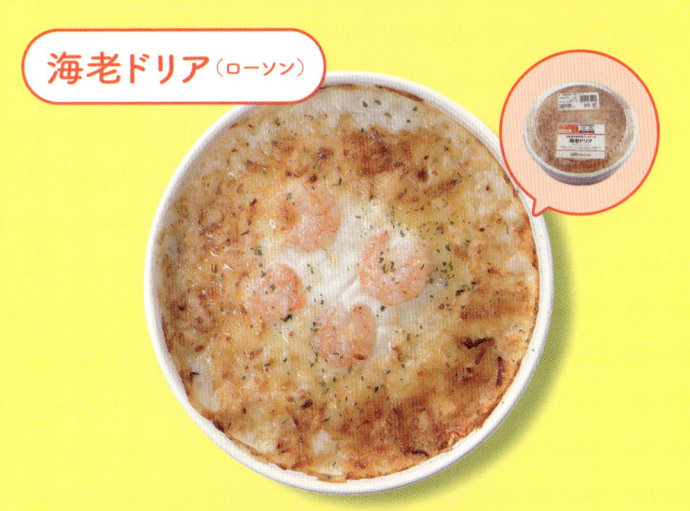

## タコやホタテの副菜が相性◎

　北海道産生乳を使用したゴーダチーズとホワイトソースが風味よく合わさり、満足感を高めています。その割に脂質が少ないのはバターライスではなく、白飯にしているため。エビは4尾入っていますが、小さいのでエビに含まれるタウリンやアスタキサンチンなどの栄養効果は低め。コレステロールや中性脂肪の減少、筋肉疲労の軽減などの働きは期待しないほうがいいでしょう。タコやホタテなどが入ったサラダ類をプラスしたいところ。

**食材内容・栄養成分**
白飯・エビ・チーズ
など

カロリー 378kcal・たんぱく質 12.0g・脂質 10.4g・炭水化物 59.6g（糖質 58.5g・食物繊維 1.1g）・食塩相当量 2.8g

# 14 たらこにはビタミン類が多く含まれるが、全体的に栄養は不足

## たらこの和風パスタ（セブン-イレブン）

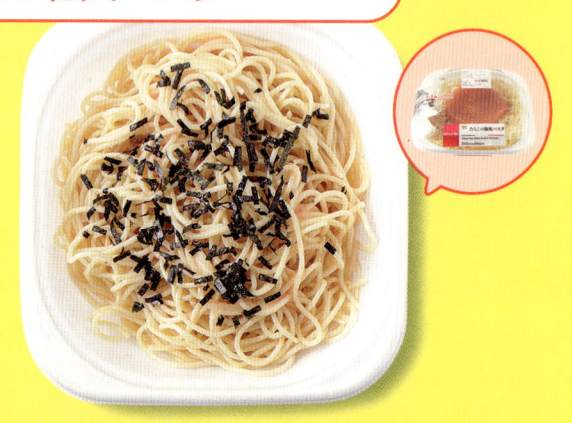

### 動物性たんぱく質のプラスがほしい一品

　コンビニパスタの中でも根強い人気メニュー。具材が少ないシンプルなパスタですが、バターを使っているぶん脂質やたんぱく質が摂れています。たらこにはビタミンB$_{12}$やセレンなどのビタミン類も多く含まれています。

　ただ、具材がなく栄養的には不十分なので、バランスを整えるためにチキンのトマト煮など、動物性のたんぱく質＋野菜のメニューを一品足すとよいでしょう。また、塩分やプリン体も多いので要注意です。

**食材内容・栄養成分**
**スパゲティ・たらこ・海苔**

カロリー 391kcal・たんぱく質 19.5g・脂質 6.7g・炭水化物 65.7g（糖質 60.8g・食物繊維 4.9g）・食塩相当量 4.1g

# 15 パスタの中では栄養面で優等生。ビタミン、ミネラルも摂取！

## ミートソースパスタ（セブン-イレブン）

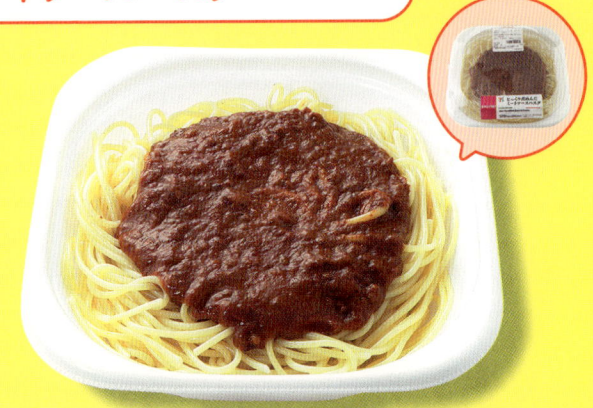

### 具だくさんのスープで食物繊維をプラス

合びき肉や玉ねぎ、にんじん、トマトなどを煮込み、トマト味に仕上げたソースをスパゲティにかけたパスタの定番。たんぱく質、糖質がしっかり摂れるほか、セレン、モリブデンなどのビタミンやミネラル、食物繊維も摂取できるので、パスタの中では比較的優秀といえるでしょう。

ただし、食物繊維はもう少し摂りたいので野菜スープなどで補えば完璧です。

**食材内容・栄養成分**
スパゲティ・牛肉・豚肉・大豆加工品など

カロリー 562kcal・たんぱく質 19.0g・脂質 19.3g・炭水化物 80.4g（糖質 75.6g・食物繊維 4.8g）・食塩相当量 3.5g

# 16 脂質、たんぱく質、糖質ともに高め。塩分の摂取量も多い、かなりのわんぱくメニュー！

## 大盛カルボナーラ（セブン-イレブン）

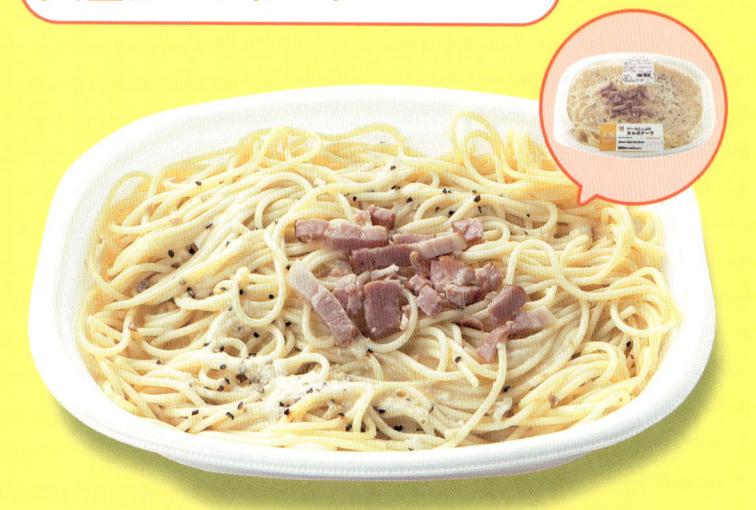

**ココが特徴！**

生クリームやベーコン、卵が使われているので脂質、たんぱく質はかなり高め。さらに「大盛」なので炭水化物が多く高カロリー。食塩は1日分の摂取量に相当します。ほかの食事で調整したい一品です。

**食材内容・栄養成分**

**スパゲティ・卵加工品・ベーコン・チーズなど**

カロリー 811kcal・たんぱく質 38.5g・脂質 25.5g・炭水化物 110.9g（糖質 102.6g・食物繊維 8.3g）・食塩相当量 7.4g

## カロリーが高く、脂質も多いのに
## ペペロンチーノに比べると太りにくい!?

普通盛りでもカルボナーラはカロリーが高く脂質も多いのに、この商品は「大盛」。糖質も高いため、夜遅く食事をする場合には避けたい一品です。

栄養面ではなかなかの「わんぱく」ぶりですが、ほかのパスタ料理に比べて太りやすいかといえば、じつはそうではありません。ヘルシーと思われているペペロンチーノと比べてみると、意外にも太りにくいのはカルボナーラなのです。

ダイエットで問題なのはカロリーではなく、血糖値の急上昇。カルボナーラは生クリームや卵、ベーコンなど脂質とたんぱく質が麺をコーティングしているため糖質の吸収が穏やかに進みます。

一方、ペペロンチーノはオリーブオイルでコーティングされているだけで、具も少ないため糖質の吸収スピードが速くなってしまうのです。さらに、たんぱく質不足を補うため、健康的にやせるなら肉や魚などの副菜を食べる必要があります。その結果、全体のカロリーが上がり、太りやすくなるというわけです。

### 「健康」食生活へのワンポイント

炭水化物とたんぱく質はしっかり摂れているので、あとは野菜をプラスすればバランスが整います。ただし、これ以上のカロリーは摂りたくないのでカット野菜やスティック野菜がおすすめです。

# 17 栄養バランスは合格！良質なたんぱく質が少なめ。卵などで補いたい

## 五目あんかけ焼きそば（セブン-イレブン）

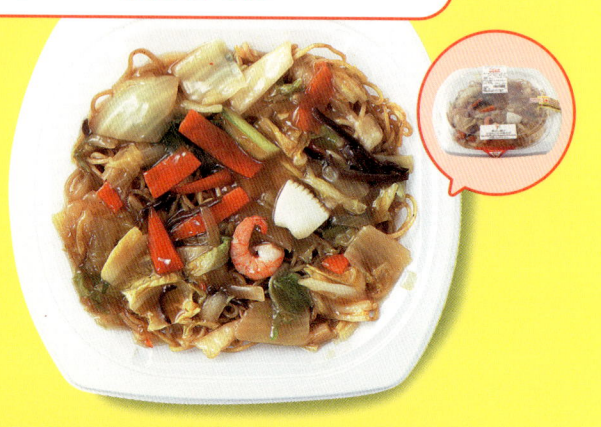

## 野菜がとれるので食物繊維不足の人に

エビやいか、白菜、筍、にんじん、小松菜などの野菜に加え、鉄やビタミンが豊富なきくらげが入っている焼きそば。具だくさんで栄養的なバランスはよいのですが、食塩相当量が5gあり、味つけが濃いめです。

たんぱく質は量的には十分摂れているのですが、肉や魚などの良質なたんぱく質が少ないので、必須アミノ酸がバランスよく含まれる卵（温泉卵やゆで卵）をプラスして補うとよいでしょう。

**食材内容・栄養成分**

中華麺・白菜・筍・にんじん・いか加工品・エビ加工品など

カロリー 634kcal・たんぱく質 21.1g・脂質 18.6・炭水化物 100.9g（糖質 90.1g・食物繊維 10.8g）・食塩相当量 5.0g

## 18 たんぱく質のほとんどは中華麺に含まれるもの。全体的な栄養補填が必要

ソース焼きそば（ファミリーマート）

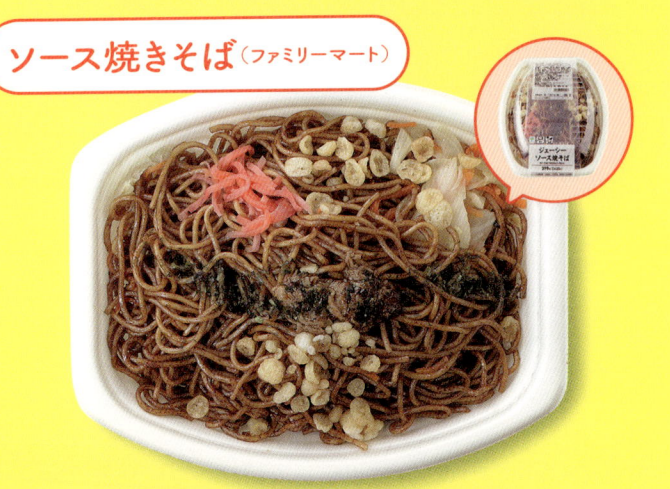

### 具だくさんのサラダや汁物をプラス

あんかけ焼きそばと比べると具材が少ないのがソース焼きそば。キャベツやにんじん、玉ねぎなどの野菜が入っているものの量は少なく、副菜で栄養分を補う必要があるメニューです。

たんぱく質の16.4gは、中華麺に含まれるたんぱく質がほとんど。良質なたんぱく質ではないうえ、量としても足りません。肉類や卵、豆腐などが入ったサラダや具だくさんの汁物などの組み合わせがおすすめです。

**食材内容・栄養成分**
中華麺・キャベツ・にんじん・玉ねぎなど

カロリー 616kcal・たんぱく質 16.4g・脂質 15.7g・炭水化物 104.7g（糖質 100.3g・食物繊維 4.4g）・食塩相当量 6.2g

# 甜麺醤の甘みが食欲増進。筍は食物繊維、カリウムなどの栄養素が豊富

**ジャージャー麺**（ファミリーマート）

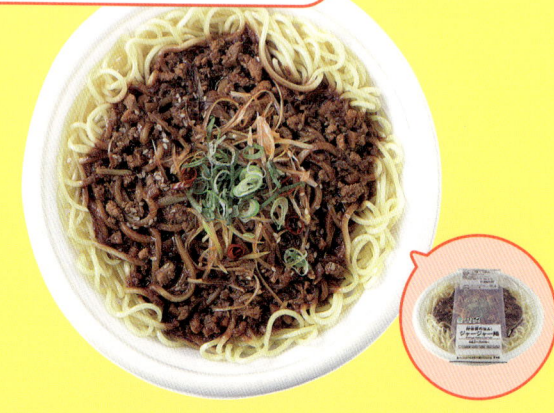

## 脂質は低く、たんぱく質もしっかり摂れる

　中華料理の調味料の一種、甜麺醤（てんめんじゃん）の豊かなコクと甘みが効いて食欲を増進させます。豚ひき肉を使っていますが脂質は低く、たんぱく質の量も十分です。筍が入っているので、中華麺に含まれているものと合わせて食物繊維の量も多いのも特徴。筍は体の余分な塩分を排出してくれるカリウムも多く含んでいます。ただそれでも、食物繊維の量は足らないので、チンゲン菜やにらなど野菜が入ったスープなどと組み合わせるのが理想です。

**食材内容・栄養成分**
中華麺・豚肉・大豆加工品・玉ねぎ・筍など

カロリー 520kcal・たんぱく質 20.0g・脂質 12.8g・炭水化物 84.4g（糖質 78.0g・食物繊維 6.4g）・食塩相当量 4.9g

# 20 ちゃんぽんは食物繊維摂取におすすめ！ビタミン、ミネラルも豊富。

## 野菜ちゃんぽん（ローソン）

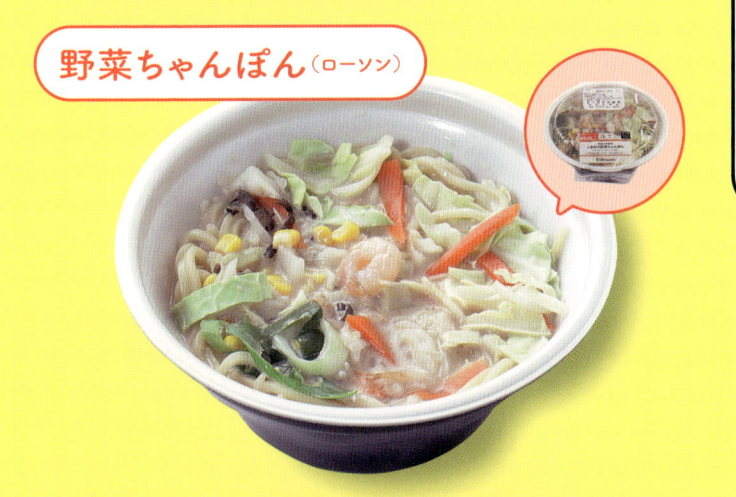

### 肉類が入っていないのでたんぱく質が不足

　一般的にちゃんぽん、タンメンは野菜を多く使うので、食物繊維摂取の強い味方といえます。この商品も「1食分の野菜（がとれる）」と謳っているだけあり、野菜が豊富でビタミン、ミネラル、食物繊維が摂れるメニューになっています。ただ、たんぱく質は16.4gと少なめ。これは、豚肉などの肉類がないため。低カロリーではあるのでダイエット中の人にはおすすめですが、栄養的には肉類を使った副菜を一品足す必要があります。

**食材内容・栄養成分**
中華麺・キャベツ・玉ねぎ・にんじん・もやし・ねぎなど

カロリー 311kcal・たんぱく質 16.4g・脂質 8.2g・炭水化物 45.4g（糖質 40.3g・食物繊維 5.1g）・食塩相当量 6.4g

# 21 炭水化物、脂質、塩分は高め。具材が少ないので、煮卵や餃子をプラスして栄養を補いたい！

## 醤油ラーメン（セブン-イレブン）

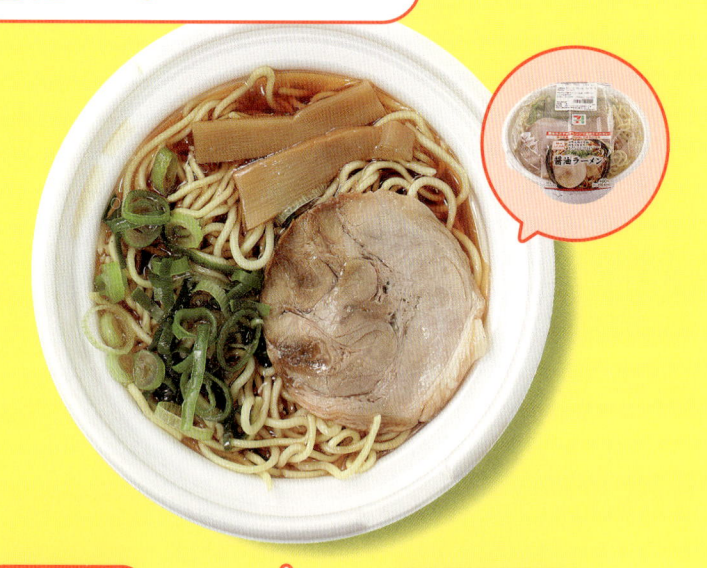

**ココが特徴！**

ラーメン全般にいえますが、炭水化物、脂質、塩分は高めです。具材もチャーシューとメンマ、ねぎだけと少ないので、たんぱく質やビタミン、食物繊維など栄養全体も足りないメニューの代表です。

**食材内容・栄養成分**

**中華麺・豚肉・メンマ・ねぎなど**

カロリー 449kcal・たんぱく質 18.6g・脂質 13.1g・炭水化物 66.1g（糖質 62.3g・食物繊維 3.8g）・食塩相当量 6.5g

## 毎日食べたら、生活習慣病のリスクが増加!?
## スープは健康的には残したい

　ラーメンはカレーと並ぶ国民食。毎日食べてもOKという人も多いでしょう。しかし一方、栄養バランスが悪い代表的な食べ物でもあります。炭水化物と脂質、塩分が非常に多く、毎日食べようものなら、肥満や生活習慣病のリスクを増加させてしまいます。

　この商品もいわゆる昔ながらの醤油ラーメンで具材が少なく、一品だけの食事では、体に必要な栄養素が足りていません。何かを加えたり、前後の食事でバランスをとりたいところです。

　よい点をお伝えしておくと、炭水化物は多いのである程度お腹が満たされ、エネルギー源は得ることができます。また、温かいスープは体を温めて、免疫力を高めたり、代謝を上げたりします。ラーメンを食べるなら、具材が多い種類をチョイスして、少しだけ体を気遣いましょう。

### 「健康」食生活へのワンポイント

　煮卵や刻み青ねぎなどをトッピングすれば、たんぱく質や野菜をプラスすることができます。煮卵（109ページ）は総菜として各コンビニで販売されているので セットで買いやすいと思います。

　また、白菜やキャベツ、にらなど野菜が多めの餃子と一緒に食べるのもおすすめです。ラーメン＋餃子は鉄板のコンビ。皮のぶんの炭水化物は増えますが、ビタミンやミネラル、食物繊維が補えて栄養バランスがグッとよくなります。

# そば粉は食物繊維が豊富。抗酸化作用のあるルチンや多種のビタミン、ミネラルも含むヘルシー食品！

## あげ玉とわかめのそば（ファミリーマート）

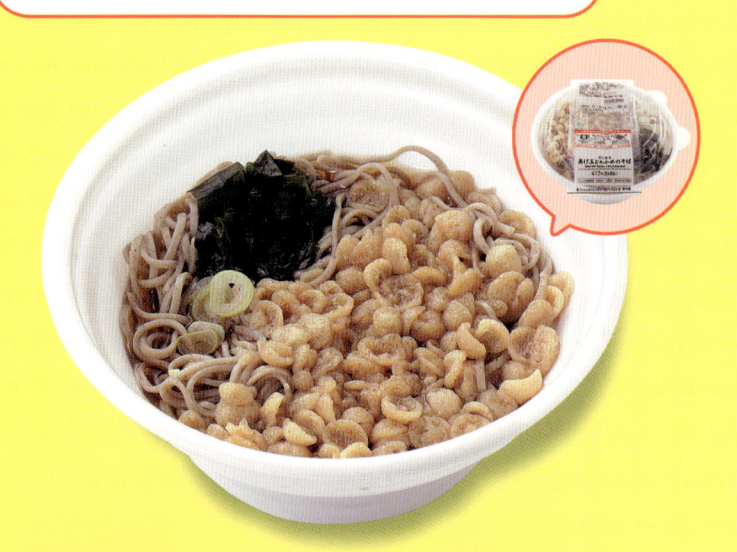

**ココが特徴！**

揚げ玉の食感、風味が豊か。そばはビタミン、ミネラルに富むヘルシーな食品です。わかめからもカルシウムや食物繊維が摂取できます。汁に塩分が多いので、飲み切ってしまうと塩分過多に。

**食材内容・栄養成分**

**ゆでそば・揚げ玉・わかめ・ねぎ**

カロリー 353kcal・たんぱく質 16.8g・脂質 8.6g・炭水化物 53.3g（糖質 49.9g・食物繊維 3.4g）・食塩相当量 4.3g

## 揚げ玉からもビタミンE、K、B₂を摂取。
## わかめはミネラルが豊富で、動脈硬化を予防

そばに欠かせない揚げ玉は脂質のほか、ビタミンE、ビタミンK、ビタミンB₂などのビタミン類や、リン、亜鉛、鉄などのミネラルを含んでいます。免疫力を高めたり、骨を丈夫にしたり、美肌効果も期待できます。

わかめは豊富なミネラルを含み、血圧の上昇を抑えたり、動脈硬化を予防する働きがあり、健康のためにはぜひ食べたい食材です。

そばの主原料であるそば粉は食物繊維に富むほか、体によいさまざまな栄養成分を含むヘルシーな食品です。ポリフェノールの一種であるルチンは抗酸化作用があり、生活習慣病予防に効果的、また疲労回復や美容に有効なビタミンB₁やビタミンB₂、必須アミノ酸であるリシンも含まれています。

### 「健康」食生活へのワンポイント

血糖値の上昇度合いを示すGI値(高いほど太りやすい)は、白米やパンなどほかの主食類の中で、そばは低いほうの数値になります。つまり、糖が脂肪になりにくく太りにくい食品なのです。

しかし、こうしたそばの栄養効果は、つなぎの小麦粉が多いほど低くなってしまいます。「二八そば」などと割合が明記されていなければ、小麦粉が多めに含まれているのが現状です。すなわち、うどんに近い麺類になるのです。本来のそばの栄養効果は得られないので心得ておきましょう。

# 23 うどんの主原料は小麦粉でほぼ炭水化物。消化がよく、すばやくエネルギーを補給！

## きつねうどん（ローソン）

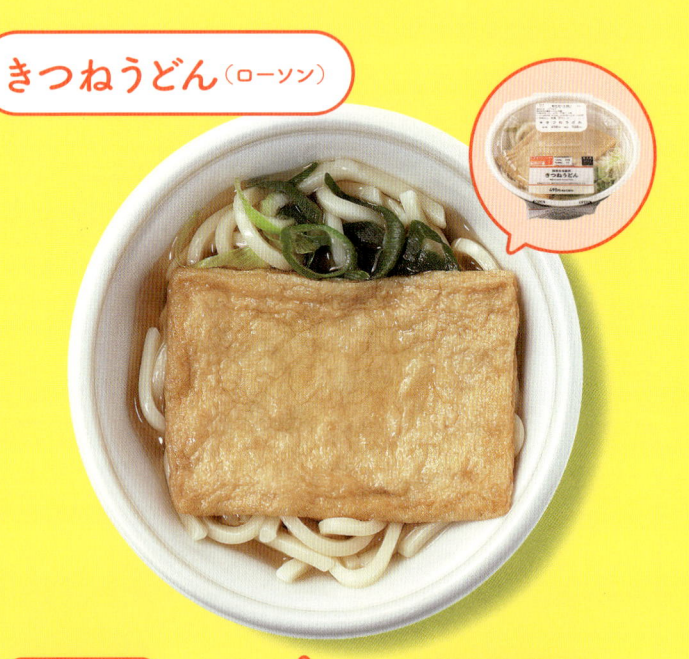

大きな油揚げがスープをたっぷり含んで美味。油揚げには豆腐と同様に植物性たんぱく質が豊富。油で揚げているぶんカロリーは高くなりますが、大豆特有の抗酸化作用をもつ成分が含まれています。

**食材内容・栄養成分**

うどん・油揚げ・ねぎなど

カロリー 371kcal・たんぱく質 15.4g・脂質 6.4g・炭水化物 64.6g（糖質 61.1g・食物繊維 3.5g）・食塩相当量 5.88g

## 油揚げの大豆サポニンや大豆イソフラボンが生活習慣病や骨粗しょう症に有効

　食欲のないときでも食べやすく、お腹にやさしいとされるうどん。主原料は小麦粉でほぼ炭水化物。水分を吸収しやすく消化に必要な時間が短いため、胃腸に負担がかからない麺です。反対に、消化吸収がよいので、食べてからエネルギーになるまでの時間が早い、ということは食後の血糖値が上がりやすく、したがって、食物繊維の豊富なそばに比べ、うどんは太りやすい食品といえます。きつねうどんは大豆を原料とする油揚げが具材なので、素うどんより消化の面では劣りますがたんぱく質などの栄養価は高くなります。

　油揚げには植物性たんぱく質のほか、強い抗酸化作用をもつ大豆サポニンや、女性ホルモンに似た働きで骨粗しょう症予防に効果があるとされる大豆イソフラボンなどの栄養成分が含まれています。

### 「健康」食生活へのワンポイント

　野菜がねぎだけなので、栄養のバランスをとるために総菜を一品プラスしたいです。きんぴらごぼうやひじきの煮物、ほうれん草のごま和えなどの和え物、または和風のサラダなどでもよいでしょう。そのぶん塩分量が高くなるので、うどんの汁は多めに残すなど注意したいところです。

　消化のよいうどんは風邪で食欲のないときなどにおすすめ。また、エネルギーをすばやく補給できるため、運動後の小腹を満たす食品としても役立ちます。

カット野菜

# 切る手間と時間が省け、そのまま使えて量もお得

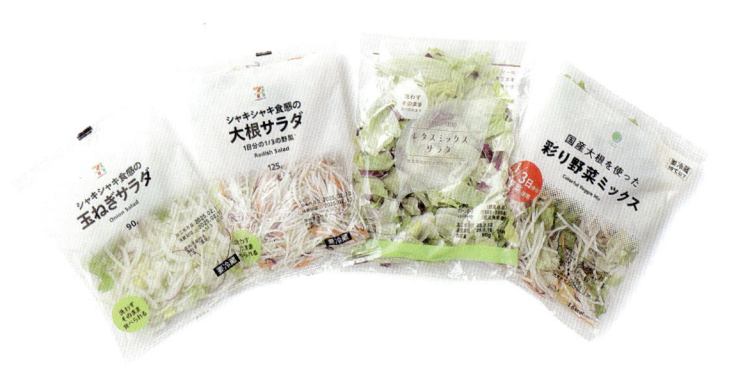

**千切りキャベツや大根、玉ねぎなど種類も多彩。
量も100g前後あって、カップサラダより安価**

　健康生活を維持するためには1日350gの野菜を食べるように推奨されていますが、実際にこの量を食事から摂るのはむずかしいという人も多いと思います。また、どんな野菜をどれだけ選べばよいのか迷う、まるごとひとつ買っても使い切れずにダメにしてしまいがちということもあるでしょう。そこで利用したいのが袋入りの「カット野菜」たちです。

コンビニの総菜コーナーにはさまざまな種類のカット野菜が並んでいます。千切りキャベツや大根、玉ねぎなどを使ったサラダ、多品目の野菜が入ったミックスサラダなど多彩です。

カット野菜の利点は何といっても袋から出したらそのまま使える手軽さです。洗ったり切ったりする手間と時間が省けます。そして、低価格でお財布にもやさしいこと。100円前後から購入でき、たとえば、お弁当などにカップ入りのサラダを加えた場合に比べ、ずっと安価に抑えられ、節約できます。そのうえ量も100g前後あって、1パックで1日に必要な野菜の3分の1が摂取できるのも魅力でしょう。

## 自炊料理や総菜と合わせると
## 手軽に食物繊維が摂れるので便利

これらのカット野菜は新鮮な状態で加工されているので、栄養素の損失が最小限に抑えられており、袋詰めのあとも栄養がどこかに漏れ出ることは少ない状態です。多様な種類の野菜が含まれている商品を選べば、バランスよくビタミン、ミネラルを摂取できます。

とんかつや生姜焼きなどの肉料理にキャベツの千切りやミックスサラダを利用するなど、手軽に野菜を食卓にプラスすることができます。生姜焼きなど味の濃い料理だと、ドレッシングいらずでカロリーや塩分量を控えることが可能です。

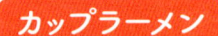

## カップラーメン

# お腹を満たすことはできても「体づくり」にならない

**カロリーも足らず、各種栄養は少ない。
具材を足したり、何か工夫をしたい**

多くの種類があって、保存食としても重宝されているカップラーメンですが、栄養的には「食品」に加えていいものか悩ましいところです。塩分は非常に高く、反対にたんぱく質、ビタミン、ミネラルなどはとても少なくなっています。カロリーも1日に必要なエネルギーの3分の1も摂れません。つまり、カップラーメンでお腹を満たすことはできても、体づくりの食事にはならないということです。

カップラーメンが続く場合はせめて、卵などの具材を足したり、シーフード味なら、スープに牛乳やチーズを加える工夫をしたいところです。

コンビニ定番食品

## 【 おにぎり&
パン & スープ 】

### の栄養を

## 徹底解剖

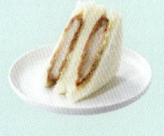
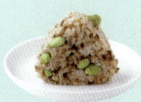
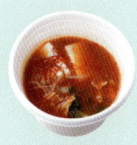

# 具材の少ないおにぎりは あくまで「白飯」のひとつ。 具材の栄養は期待しないで!

おにぎり紅しゃけ（セブン-イレブン）

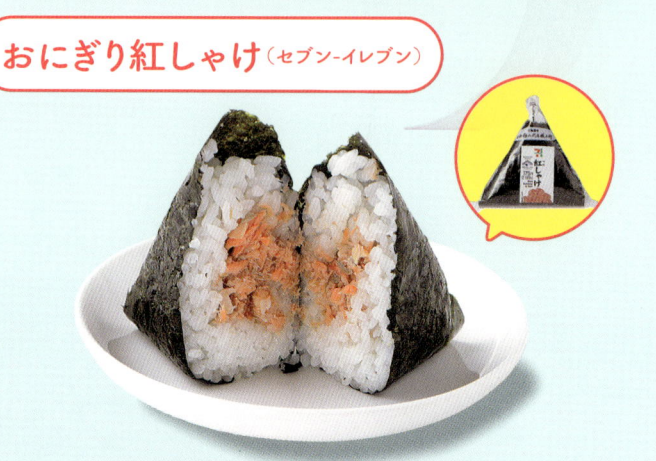

## 海苔は栄養補填食品として優れモノ

　梅、おかかと並んで三大定番おにぎりのひとつ。おにぎりの具材の中でも鮭はたんぱく質が多めです。鮭の赤い身のもとはカロテノイド系色素のアスタキサンチン。この色素には高い抗酸化作用があり、老化や動脈硬化、がん予防などの効果があります。ただし、おにぎりの具材の鮭は少量なので、そこまで期待してはいけません。

　海苔はたんぱく質のほか、体の維持や調整に必要なミネラルが豊富。栄養をちょっと足したいときに便利な食材です。

| 食材内容・栄養成分 | カロリー 174kcal・たんぱく質 4.6g・脂質 1.8g・炭水化物 35.8g（糖質 33.9g・食物繊維 1.9g）・食塩相当量 0.89g |
| --- | --- |
| 白飯・鮭・海苔 | |

# 栄養豊富なわかめの活躍で、おにぎり一品としては比較的栄養バランスよし！

## わかめごはんおにぎり（ローソン）

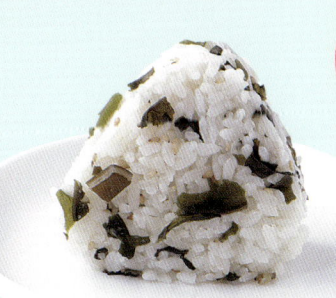

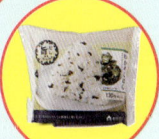

### わかめはビタミン、ミネラルが豊富な海藻

　だしの風味が効いたご飯とわかめの食感で食が進みますが、わかめの塩味のぶん、普通のおにぎりより塩分は高めです。わかめは白米にはないビタミンAやビタミンK、ビタミンB$_{12}$などのビタミン、マグネシウム、カルシウムなどのミネラルを含むため、おにぎり一品としては比較的栄養バランスがよいといえます。日頃、海藻類の摂取が少ない人にはおすすめです。

　もちろん、これだけでは1日の栄養は足らないので、何かおかずは食べてください。

| 食材内容・栄養成分 白飯・わかめなど | カロリー 166kcal・たんぱく質 3.0g・脂質 1.4g・炭水化物 36.0g（糖質 34.7g・食物繊維 1.3g）・食塩相当量 1.05g |
| --- | --- |

# もち麦は食物繊維豊富でさまざまな健康効果が。枝豆も良質なたんぱく質、カルシウムを含む優れた野菜

## 枝豆と塩昆布 もち麦入り（ローソン）

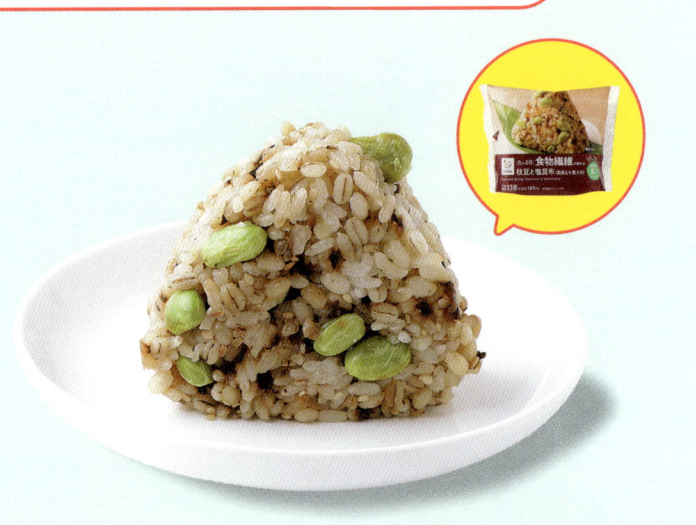

**ココが特徴！**

もち麦は食物繊維が豊富、枝豆の食物繊維と合わせ、腸内環境を改善する効果があります。おにぎりとしては塩分が少なく優秀。野菜が足りない主菜、副菜のときにご飯として食べるのに最適。

**食材内容・栄養成分**

**白飯・もち麦・もち米・枝豆・塩昆布など**

カロリー 172kcal・たんぱく質 5.1g・脂質 2.2g・炭水化物 36.9g（糖質 28.8g・食物繊維 8.1g）・食塩相当量 0.64g

## 水溶性、不溶性の食物繊維が
## バランスよく含まれる優良食品「もち麦」

　白米のおにぎりよりも、もち麦が入ったおにぎりのほうが栄養価が高く、さまざまな健康効果が期待できます。

　まず、食物繊維が豊富に含まれていること。とくに、水溶性食物繊維の一種である$\beta$-グルカンが多いのが特徴です。$\beta$-グルカンは糖質と脂質の吸収を穏やかにして食後の血糖値上昇を抑える働きに優れ、脂質異常症や高血圧、肥満を予防します。また、不溶性食物繊維もバランスよく含まれ、体内の不要なものを排出したり、便秘を解消、予防する働きが期待できます。

　枝豆も栄養的に優れた野菜。大豆と同様に良質なたんぱく質や食物繊維、カルシウムが豊富。肝機能を丈夫にする必須アミノ酸のメチオニンも多く含まれています。

### 「健康」食生活へのワンポイント

　おにぎりは、手早く食事を済ませたいときに重宝する食品ですが、普通のサイズでは1個で満腹にはならず、パンや麺などを追加したり、おにぎりの数を増やしたりしがちです。そうすると糖質、塩分ともに過剰摂取になってしまいます。おにぎり2つよりも、おにぎり1つに主菜、副菜をプラスするほうが健康のためには望ましいのです。

　もち麦のおにぎりは食物繊維が豊富ですが、ビタミン、ミネラルや動物性のたんぱく質が足りません。豚肉と野菜の入った炒め物や煮物、汁物、サラダなどをおかずにするとよいでしょう。

# たんぱく質、食物繊維 ビタミン、ミネラルが摂れる 優秀なおにぎり!

## スーパー大麦 クリームチーズおかか
（ファミリーマート）

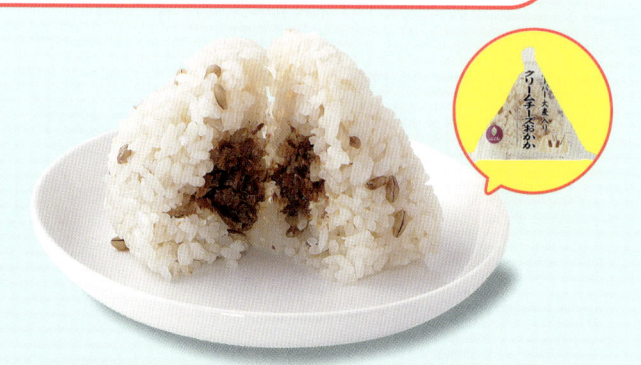

### スーパー大麦の食物繊維総量は白米の約4倍

チーズが入っているのでたんぱく質が多く、カロリーもしっかり摂れるおにぎり。ご飯に配合されているスーパー大麦には、性質の異なる3種類の水溶性、不溶性の食物繊維がバランスよく含まれていて、その総量は一般の大麦の約4倍。腸内環境を整え、ダイエット効果も期待できる今注目の食材です。

かつお節も鉄、代謝をよくするナイアシンが含まれて健康効果の高い素材。バランスよく栄養がとれる優秀な一品になっています。

**食材内容・栄養成分**
**白飯・大麦・おかか・チーズ**

カロリー 219kcal・たんぱく質 4.3g・脂質 4.2g・炭水化物 41.4g（糖質 40.3g・食物繊維 1.1g）・食塩相当量 0.6g

## 05 卵は必須アミノ酸すべてを含む優良食材。ただし、とりすぎに注意!

### たまご醤油むすび（セブン-イレブン）

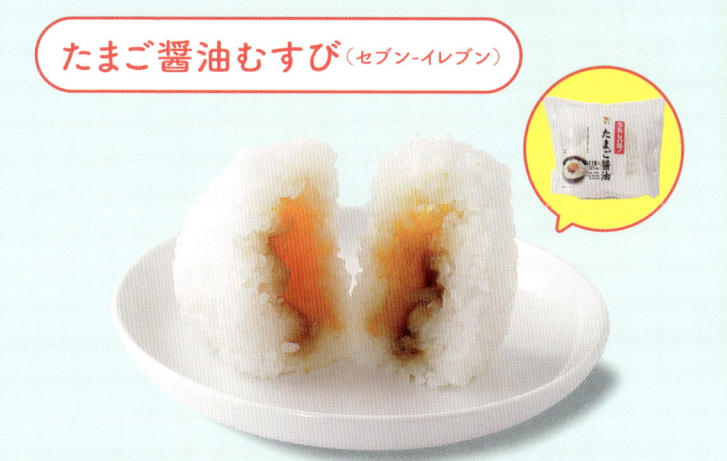

### 卵に不足するビタミンCを補って

卵黄が具材になっていて、卵かけご飯がおにぎりになったような一品です。卵は必須アミノ酸をすべて含む優れたたんぱく質源。卵黄に多いレシチンにはコレステロール値を抑制する働きもありますが、卵1個には240mgのコレステロールが含まれているので、コレステロール値が気になる人はとりすぎに注意です。

副菜にカップサラダや野菜スープなどを組み合わせると、卵に不足するビタミンCと食物繊維が補えます。

**食材内容・栄養成分**
**白飯・卵加工品**

カロリー 204kcal・たんぱく質 4.7g・脂質 3.8g・炭水化物 38.6g（糖質 37.0g・食物繊維 1.6g）・食塩相当量 1.3g

# 炊き込みご飯系のおにぎりは、味がしっかりとして食事の満足度を高める！

## 鶏の五目おこわ（ローソン）

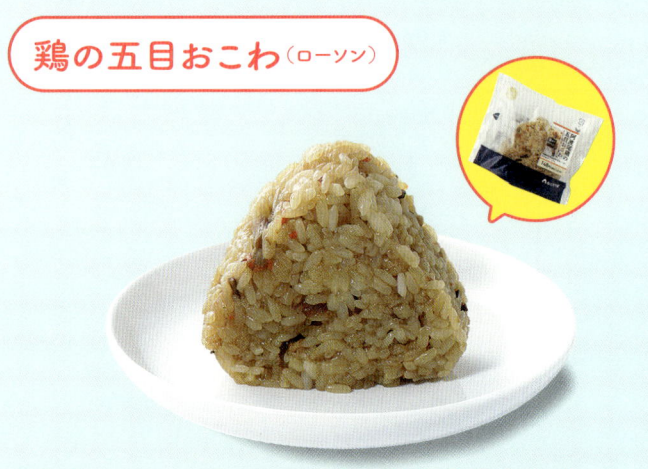

### もち米がアクセントとなり、腹もちもよくする

　鶏肉とごぼう、にんじん、筍、しいたけを炊き込んだおこわのおにぎり。もち米が入っているので腹もちよく、しっかりとした味つけが、おにぎり1つの少量でも満足度を高めます。

　炊き込みご飯は塩分が高くなりがちですが、この商品は白飯のおにぎりと比べても塩分量に差はありません。「五目」といえど、使われている具材は少量なので、おかずを一緒に食べてたんぱく質や野菜を足す必要があります。

**食材内容・栄養成分**

白飯・もち米・鶏肉・ごぼう・筍・しいたけなど

カロリー 202kcal・たんぱく質 5.1g・脂質 2.1g・炭水化物 41.2g（糖質 40.0g・食物繊維 1.2g）・食塩相当量 1.31g

# 07

## 人気の定番商品の具材の相性は味と栄養的にもバッチシ！

**手巻寿司シーチキンマヨネーズ**（ファミリーマート）

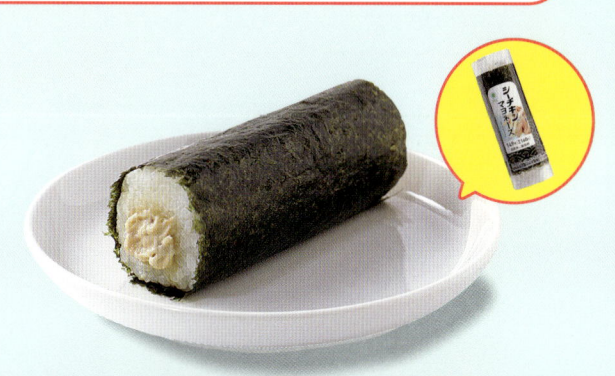

### 酢には脂肪の蓄積を抑制する効果あり

ツナマヨネーズはご飯によく合い、おにぎりや巻き物でも人気の具材です。ツナ（まぐろ）にはたんぱく質のほか、血管や血液をきれいにして健康をサポートするDHAやEPA、さらに鉄分も豊富。マヨネーズと合わせると脂質が高くなりますが、酢飯の酢には脂肪の蓄積を抑える働きのある酢酸が豊富に含まれています。

それぞれの具材が味、栄養の両面でバランスをとっている一品といえるでしょう。

| 食材内容・栄養成分 | |
|---|---|
| 酢飯・かつお・まぐろ油水煮など | カロリー 217kcal・たんぱく質 3.8g・脂質 8.7g・炭水化物 31.0g（糖質 30.3g・食物繊維 0.7g）・食塩相当量 1.3g |

# 多くの健康効果が手軽に得られるファストフード。納豆は半パック量なので、たんぱく質をプラス!

## 納豆巻き（ローソン）

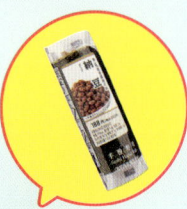

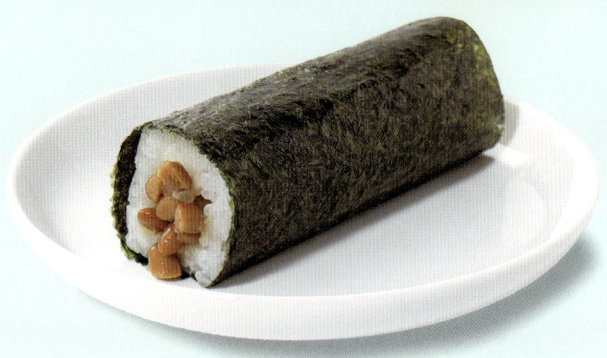

### ココが特徴!

忙しいときなどでも、手軽に食べられる巻き寿司。納豆は大豆の栄養成分に加え、発酵食品としての栄養効果も期待でき、しかも塩分はゼロ。ナットウキナーゼや食物繊維が体調を整えてくれます。

### 食材内容・栄養成分

**酢飯・納豆・海苔**

カロリー 174kcal・たんぱく質 5.6g・脂質 2.2g・炭水化物 34.1g（糖質 31.8g・食物繊維 2.3g）・食塩相当量 1.47g

## ナットウキナーゼが血液をきれいに。骨の形成を助け、腸内環境も改善

　納豆には、健康を維持するために必要な5大栄養素がすべて含まれています。食物繊維も豊富なので、まさに無敵の健康食品。良質のたんぱく質をはじめ、ビタミン$B_1$、カリウム、鉄など大豆に含まれる成分に加え、大豆には少ないビタミン$B_2$を多く含んでいるのが特徴です。ビタミン$B_2$は脂質代謝に欠かせない栄養素です。

　また、納豆のネバネバに含まれるナットウキナーゼという酵素には、血管にできる血栓（血液の塊）を溶かす働きがあり、心臓病や脳卒中のリスクを軽減する効果があります。このほか、納豆菌がつくり出すビタミン$K_2$にはカルシウムを骨に取り込む働きがあり、丈夫な骨の形成に欠かせません。

　納豆は発酵食品なので、乳酸菌などプロバイオティクス（善玉菌）が含まれており、豊富な食物繊維とともに、腸内環境を整え、便通をよくする働きが期待できます。腸内環境が改善されると体の免疫機能が向上し、感染症に対する抵抗力も高まります。

### 「健康」食生活へのワンポイント

　少量でも栄養が豊富なので、ダイエットに適しています。ただし、上記で説明した栄養面を享受するには、1パック量はとりたいところです。紹介している納豆巻きに使われている納豆は半パック量。野菜サラダや卵をプラスして、たんぱく質と食物繊維を補うと完璧です。

# 定番のサンドイッチは具材の量が少なめ。たんぱく質、カロリーともに摂取量が足りない

## ミックスサンド（セブン-イレブン）

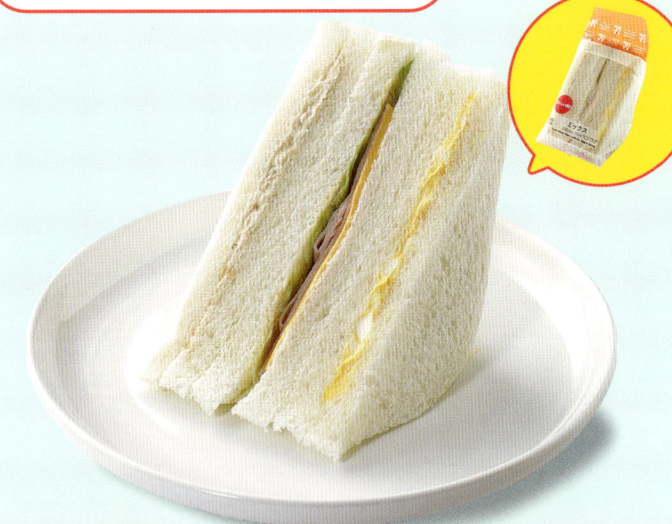

**ココが特徴！**

ツナサンド、ハムサンド、卵サンドの定番ミックスサンド。たんぱく質を含む具材ばかりですが、量が少ないので摂取たんぱく質、カロリーも低めです。これだけで終わらせるのは避けたい一品です。

**食材内容・栄養成分**

**食パン・卵・ハム・かつお・まぐろ油水煮・レタス・玉ねぎ・にんじん・チーズなど**

カロリー 288kcal・たんぱく質 11.0g・脂質 14.3g・炭水化物 29.8g（糖質 27.8g・食物繊維 2.0g）・食塩相当量 1.4g

## 食品のイメージだけではなく、栄養成分表示をチェックすることも大切

　サンドイッチはおにぎりと同じように、どこのコンビニでも購入でき、場所を選ばずさっと食べられる便利な食品です。具材もバリエーションが豊富で楽しめますが、どんな具材がどれくらい使われているのかによって栄養成分の摂取量も違ってきます。

　ここで紹介したミックスサンドは具材の量が少ないためか、食物繊維はもちろんですが、たんぱく質の摂取量が少ない印象です。「ミックスサンド」という名前だけ聞くと具材の種類が多い印象を持ちますが、食品のイメージだけではなく、栄養成分表示をチェック（160ページ）するなどして選ぶことが大切です。

### 「健康」食生活へのワンポイント

　一般に、サンドイッチに使用される白い食パンはGI値が高く、したがって食後の血糖値が上がりやすく太りやすい食品です。パンの中でも全粒粉やライ麦パン、玄米パンなど精製されていない茶色いパンはGI値が低く、血糖値の上昇は抑えられます。ダイエット中や肥満が気になる人は、茶色いパンを使ったサンドイッチ、総菜パンを選ぶとよいでしょう。

#### 食べるときの注意MEMO

　朝食をサンドイッチにするなら、スープやホットドリンクを一緒に組み合わせると体の冷えを予防し、代謝がよくなります。朝はなかなか体温が上がらないので、体の中から温めるとスムーズに活動できます。

# 食べごたえは十分！
# カロリーは高めだが
# このときだけは気にしない！

## ロースカツサンド（ファミリーマート）

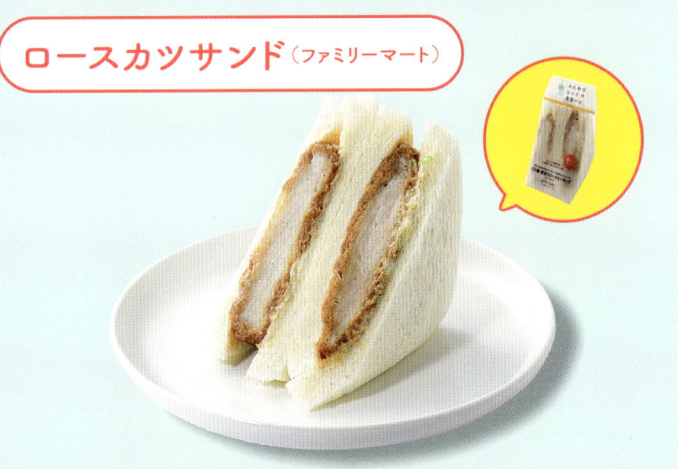

## カツの満足感と栄養で癒しを得る

　食べごたえもあり、満足感が得られるサンドイッチの代表。この商品も豚ロース肉が「厚切り」なだけあって、サンドイッチとしてはカロリーは高くなります。豚肉に豊富に含まれるビタミンB1は疲労回復に役立つとされ、ストレス解消の効果も期待できます。

　近頃はヘルシー志向のため、チキンカツサンドも販売されていますが、どちらも揚げているので、カロリーは総じて高くなります。ここは好きなほうを、カロリーを気にせずにかぶりついて食べましょう。

**食材内容・栄養成分**
**食パン・豚肉**

カロリー 462kcal・たんぱく質 15.4g・脂質 24.3g・炭水化物 46.5g（糖質 44.6g・食物繊維 1.9g）・食塩相当量 3.2g

# カロリーは少なめで、たんぱく質はきっちり摂取！時間がないときの朝食に

## 照焼チキンとたまごサンド（セブン-イレブン）

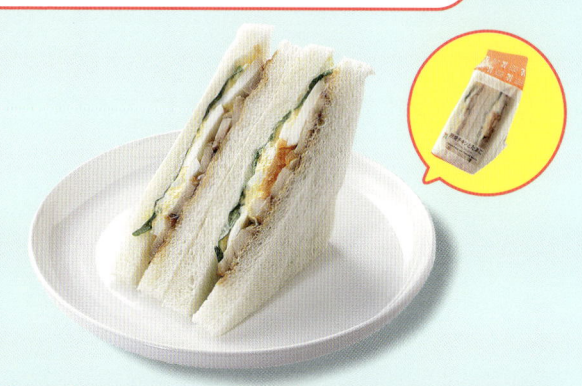

### サラダをプラスすれば栄養バランスは良好

　ローストチキンに照り焼きソースを合わせ、ゆで卵と卵サラダをはさんだサンドイッチ。鶏肉と卵の良質なたんぱく質がしっかり摂れるので、これに野菜をプラスすれば栄養バランスは良好です。

　カロリーは少なめで、たんぱく質は足りているので、時間がないときの朝食など、このサンドイッチ1個だけで食事を済ませても及第点となる一品といえます。もちろん、次の食事で栄養バランスをとることが前提です。

**食材内容・栄養成分**
食パン・鶏肉・卵・リーフレタス

カロリー 337kcal・たんぱく質 16.4g・脂質18.8g・炭水化物 26.3g（糖質 24.8g・食物繊維1.5g）・食塩相当量 2.2g

# DHAとEPA、ビタミンCで生活習慣病、老化を予防。優良食材が組み合わさった◎のサンドイッチ！

## ブロッコリー＆ツナサンド（セブン-イレブン）

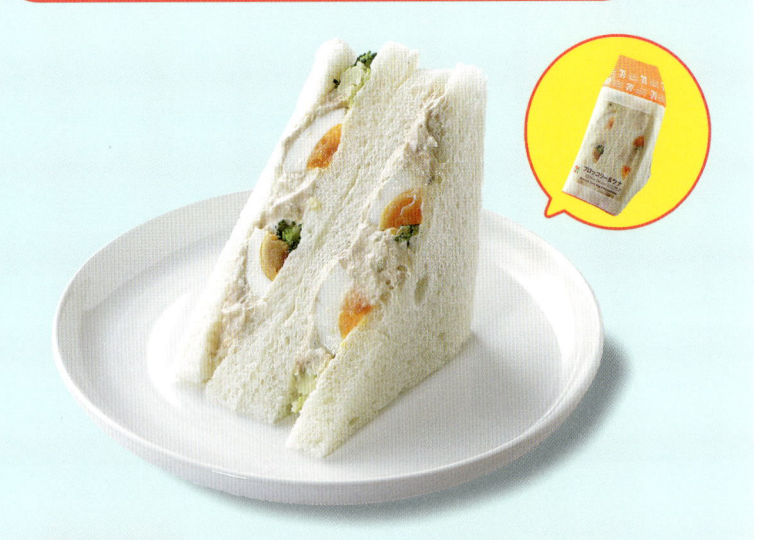

**ココが特徴！**

ツナマヨとゆで卵、ブロッコリーの組み合わせ。ツナには血液をきれいにして動脈硬化を予防するDHAやEPAが豊富。ブロッコリーのビタミンCと合わせれば生活習慣病の予防効果がアップします。

**食材内容・栄養成分**

**食パン・ブロッコリー・卵・かつお・まぐろ油水煮・玉ねぎ**

カロリー 354kcal・たんぱく質 13.2g・脂質 23.1g・炭水化物 24.5g（糖質 21.9g・食物繊維 2.6g）・食塩相当量 1.4g

## 多種の栄養を含むブロッコリーは
## 食材の中でもトップクラスの優秀野菜

　ビタミン、ミネラルの宝庫であるブロッコリーと、まぐろ、かつお由来の栄養素が豊富なツナを組み合わせた栄養バランスのよいサンドイッチです。

　ブロッコリーの栄養価は野菜の中でもトップクラス。$\beta$-カロテンやビタミンC、ビタミンEなど抗酸化作用のあるビタミン類のほか、不足しがちなカルシウムや鉄分、食物繊維を豊富に含みます。また、強い解毒作用のあるスルフォラファンを含むことから、がん予防の効果も期待されています。ツナには良質なたんぱく質のほか、高血圧や脂質異常症、動脈硬化などを予防するDHAやEPAが豊富。脳の働きを活性化させる効果も期待できます。老化予防に有効なブロッコリーとツナを合わせて食べることで、効果をさらにアップさせましょう。

### 「健康」食生活へのワンポイント

　たんぱく質の量が、ツナや卵に含まれるものを合わせても13.2gと少なめです。一品プラスするなら、チキンなどが入ったサラダで、たんぱく質の不足を補うとよいでしょう。

#### 食べるときの注意MEMO

　朝食にサンドイッチを食べるなら、飲み物はミルクたっぷりのカフェラテがおすすめ。牛乳には良質なたんぱく質に加え、ビタミン、ミネラルがバランスよく含まれています。とくに不足しがちなカルシウムを摂取することができ、体力アップに役立ちます。

# 13 しっかり噛んで食べるフランスパンは満腹感を得られる！

> ## バゲットサンドベーコン & クリームチーズ
> （セブン-イレブン）

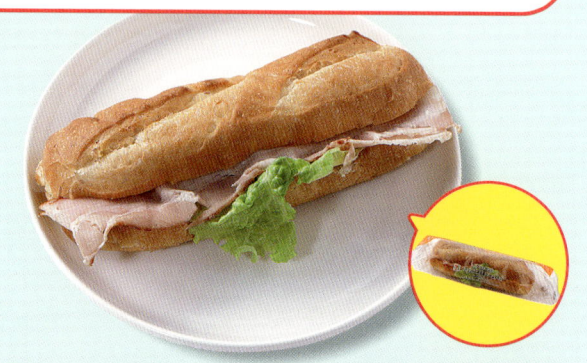

## サラダ、果物でビタミン、食物繊維を補いたい

ベーコン、チーズの具材にマヨネーズやバターを使っているためカロリーは高め。フランスパンはしっかり噛むので味の満足感とともに満腹感も得られます。朝食または昼飯に食べる人が多いと思いますが、ビタミンや食物繊維をプチトマトやキウイなどの野菜、果物で補いたいところです。

これだけで済ませる場合はたんぱく質も不足しているので、夕食などでお肉系の料理をチョイスしてカバーしましょう。

| 食材内容・栄養成分 | |
| --- | --- |
| フランスパン・ベーコン・チーズ・リーフレタス | カロリー 337kcal・たんぱく質 8.9g・脂質 20.3g・炭水化物 30.5g（糖質 28.8g・食物繊維 1.7g）・食塩相当量 1.4g |

## 14 ビタミン類、カルシウム、鉄分などが摂れる具だくさんの調理パン

ベーコン & ほうれん草ロール（ファミリーマート）

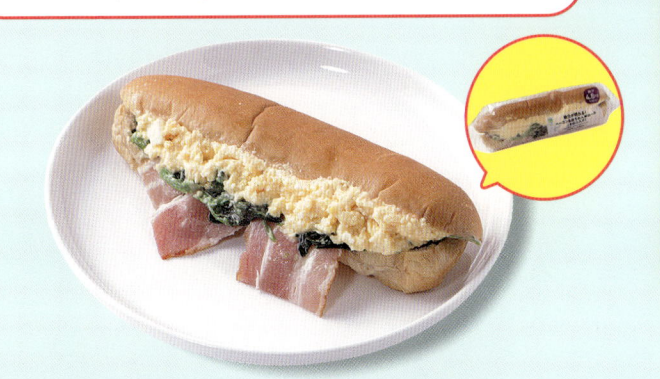

### 昼食にするならたんぱく質をプラス

　バター風味のほうれん草、ベーコン、スクランブルエッグにきのこ和えと盛りだくさんの具材の調理パン。ほうれん草、きのこが入っているので鉄分が1食で4.8mg摂れるほか、たんぱく質やβ-カロテン、ビタミンC、ビタミンDなどのビタミン類、カルシウムなどのミネラル、食物繊維がバランスよく摂取できます。

　朝食ならこれだけでも及第点ですが、昼食にするならヨーグルトやスープなどからたんぱく質を加えて、エネルギーをチャージするとよいでしょう。

| 食材内容・栄養成分 | |
|---|---|
| パン・ベーコン・きのこ・ほうれん草・卵など | カロリー 284kcal・たんぱく質 9.5g・脂質 16.4g・炭水化物 25.7g（糖質 23.1g・食物繊維 2.6g）・食塩相当量 1.9g |

# 手軽にたんぱく質が補給できる総菜のひとつ

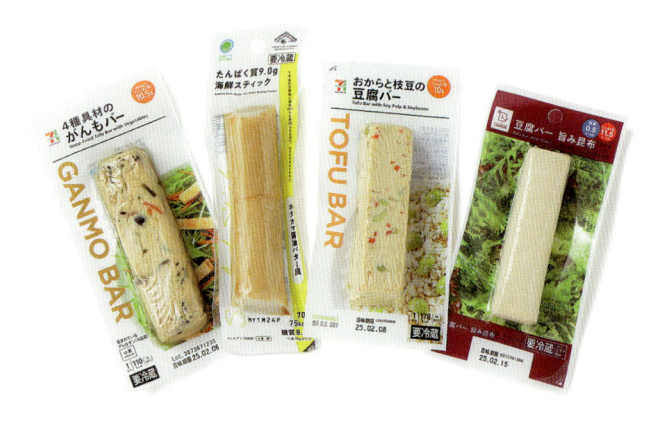

## サラダチキンバー、豆腐バーなど、味の種類は豊富。運動の前後、ダイエット中の人に人気

　手軽にたんぱく質の補給ができると、昨今コンビニではスティックバータイプの商品が人気を集めています。人気の先駆けとなったサラダチキンバーをはじめ、豆腐バーや、明太マヨ入りの海鮮スティックなど、味の種類は豊富です。

　スティック食品は運動する人の手軽なたんぱく質補給やダイエット中の人たちの間で利用されるほか、食

事療法を行っている患者さんの食事や高齢者の手軽な総菜のひとつとしても注目されています。

　また、忙しいビジネスパーソンには、バナナの皮をむくように開封すれば手を汚さずにそのままかじって食べられるので、仕事の合間にも食べやすいと好評を得ているようです。

## 糖質カット、食物繊維入りなど特徴もいろいろ。カットしてサラダに加えてもよい

　これらの食品には、たんぱく質の含有量が明記されているものもあります。成人の1食分のたんぱく質摂取量の目安は20g前後なので、「たんぱく質10g」の商品からは2分の1食分のたんぱく質が摂取できることになります。

　また、なかにはたんぱく質10gをキープしつつ糖質ゼロを謳っている商品もあり、糖質を控えつつ、必要なたんぱく質量を摂ることができます。

　ヘルシー志向の人に人気なスティックが豆腐バー。豆腐を凝縮して棒状に固めたもので、1本あたりのたんぱく質の含有量は一般の絹ごし豆腐の2.7倍になります。枝豆とひじきの入った豆腐バーなどもあり、食物繊維も摂取できます。

　食べやすさをウリにした商品ではありますが、一口大にカットしてサラダに加えるのもよい利用法です。手軽な栄養補給食として、さらに人気が出そうです。

# みその発酵成分をはじめ、たんぱく質、食物繊維、ビタミンなど多種の栄養が無駄なく摂れる汁物

## 豚汁（ローソン）

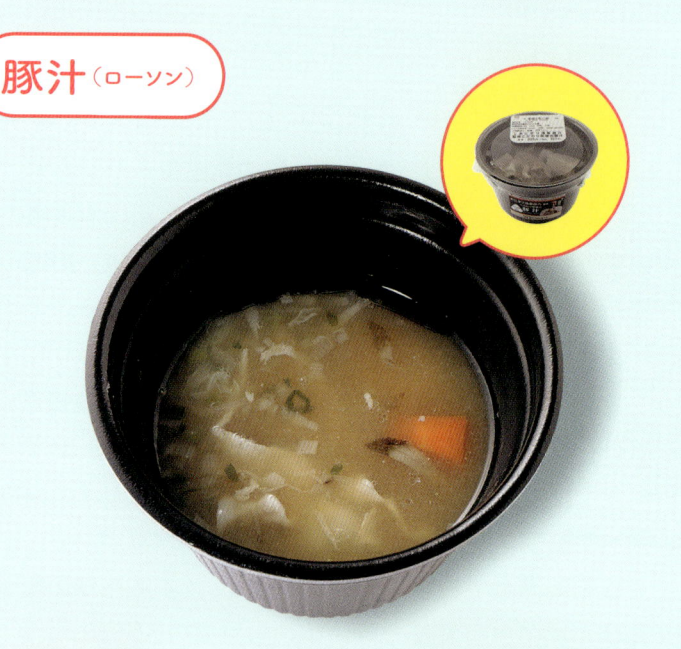

**ココが特徴！**

豚肉をはじめ豆腐やさといも、ごぼう、大根など大きめにカットされた7種類の具材が入っておかずにもなる汁物。たんぱく質、ビタミン、ミネラル、食物繊維など栄養バランスも良好です。

**食材内容・栄養成分**

**豚肉・豆腐・さといも・ねぎ・大根・ごぼう・にんじん**

カロリー 104kcal・たんぱく質 10.7g・脂質 4.6g・炭水化物 6.4g（糖質 3.7g・食物繊維 2.7g）・食塩相当量 2.92g

## ご飯を主食とする日本人に欠かせないビタミンB₁

　豚汁は豚肉や豆腐から良質のたんぱく質、根菜類からはミネラルや食物繊維がしっかり摂れる、栄養的に優れた汁物です。

　豚肉には糖質がエネルギーに変わるときに重要な働きをするビタミン$B_1$が肉類の中でもダントツに多く含まれています。ビタミン$B_1$はご飯を主食とする日本人には重要なビタミン。不足すると糖質がうまく代謝されずに乳酸などの疲労物質が蓄積して、疲れや筋肉痛の原因になります。

　ビタミン$B_1$は水溶性のビタミン。ごぼうなどに含まれる水溶性食物繊維とともに、汁ごと食べられる豚汁なら栄養を無駄なく摂取することができます。

### 「健康」食生活へのワンポイント

　みそ汁の塩分が気になるという人におすすめなのがこの食品のような具だくさんの豚汁です。

　さといもや大根などに含まれるカリウムは、ナトリウムを排出し、塩分の体内吸収を防いでくれます。さらにごぼう、大根などの食物繊維にも、塩分の排出を助ける働きがあります。

　みそには大豆由来の栄養と、発酵・熟成によって生まれた多くの有効成分が含まれています。みそにあるリノール酸には胃がんや乳がんを予防する抗がん作用が知られるほか、サポニンやレシチンにはコレステロール値や血圧を下げる働きもあります。

# 栄養バランスがよく、主菜、副菜どちらもOKなプラス一品におすすめスープ！

## 根菜入りつくねの和風スープ（ファミリーマート）

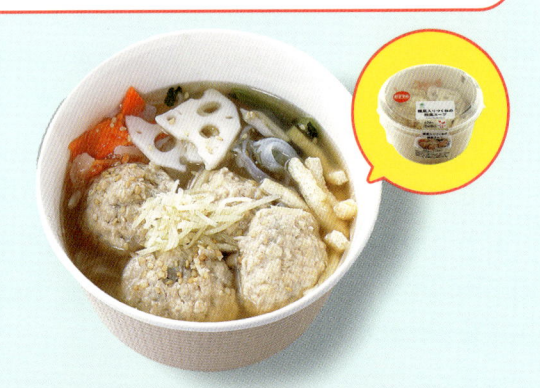

### 根菜の食物繊維が腸内環境を改善

鶏つくねはごぼう、れんこん入り、具材にもれんこんのほか大根、にんじん、小松菜、春雨などが入っていて一品で栄養バランスが整い、食べごたえも十分あります。主菜、副菜どちらでもOKなスープです。

おにぎりや和風パスタなどの副菜にすると、鶏肉のたんぱく質と根菜の食物繊維を補うことができるのでおすすめです。根菜は腸活の強い味方となる食材です。主菜として食べるなら、同じように多様な栄養を含むブロッコリーのサラダとの相性がよいです。

| 食材内容・栄養成分 | |
|---|---|
| 鶏肉・春雨・ごぼう・大根・れんこん・小松菜など | カロリー 175kcal・たんぱく質 12.0g・脂質 6.3g・炭水化物 18.3g（糖質 16.6g・食物繊維 1.7g）・食塩相当量 3.0g |

## 17 基礎代謝を上げるので朝食の一品にピッタリ！でも一品で終わらせないで

コーンスープ（セブン-イレブン）

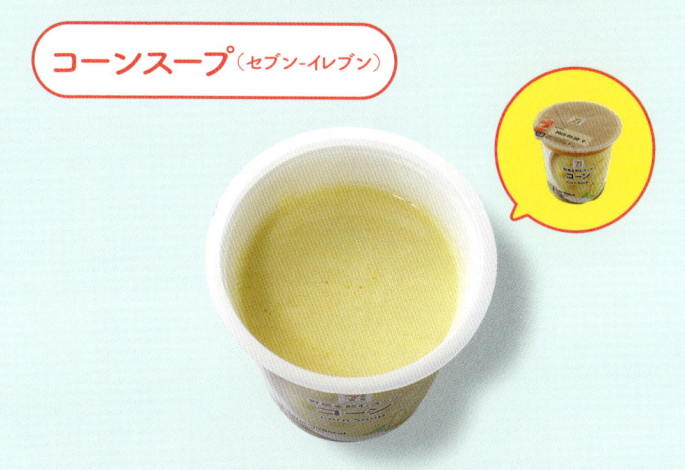

### 豊富な食物繊維はコーンの皮に含まれる

コーンスープは糖質や脂質が多くカロリーは高めですが、とうもろこし由来のビタミンやミネラル、たんぱく質が摂取できます。食物繊維も豊富ですが、皮に含まれているので皮なしコーンだとその栄養は摂れないので注意。スープに使われる牛乳や生クリームのカルシウムは、体内に吸収されやすく効率よく摂ることができます。

温かいスープは体温を上げて基礎代謝がアップするので朝食にピッタリですが、できればこれ一品では終わらせずにパンなどと合わせましょう。

| 食材内容・栄養成分 | カロリー 155kcal・たんぱく質 3.9g・脂質 7.7g・炭水化物 19.0g（糖質 16.2g・食物繊維 2.8g）・食塩相当量 1.7g |
|---|---|
| コーン・牛乳など | |

# トマトをベースに野菜がたっぷり！炭水化物だけの一品のパートナーに

## ミネストローネ（セブン-イレブン）

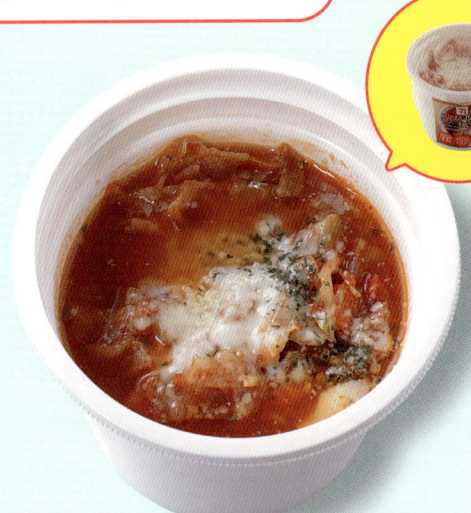

### ココが特徴！

野菜がたっぷり食べられるトマトベースのスープ。野菜や豆類に含まれるビタミン、ミネラル、食物繊維がしっかり摂れるほか、トマトに豊富なリコピンによる抗酸化作用も期待できます。

### 食材内容・栄養成分

**玉ねぎ・キャベツ・にんじん・じゃがいも・大豆・ベーコンなど**

カロリー 145kcal・たんぱく質 9.7g・脂質 4.6g・炭水化物 18.5g（糖質 13.9g・食物繊維 4.6g）食塩相当量 2.3g

## トマトに含まれるリコピンの
## 強い抗酸化作用で病気を予防

　野菜がしっかり食べられるスープの代表格であるミネストローネは、イタリア語で「具だくさんのスープ」という意味。しっかり煮込んだスープには、いろいろな野菜の栄養成分が溶け出ています。

　ミネストローネのスープのベースはトマト。トマトには赤色のもととなる色素のリコピンが豊富に含まれています。リコピンは$\beta$-カロテンの2倍、ビタミンEの100倍もの強い抗酸化作用があるとされ、糖尿病をはじめとする生活習慣病の予防効果や美肌にも役立つことがわかっています。

　そのほかの野菜、豆類の豊富な食物繊維も腸内環境を整え、免疫力向上の効果が期待できます。

### 「健康」食生活へのワンポイント

　この商品にはパスタ類が入っていないので糖質が低めになっています。そのような場合は、ミートソースや和風たらこパスタなどと組み合わせれば糖質が補填され、エネルギーもしっかり摂れます。

　ミネストローネは野菜（食物繊維）が足りないときに頼りになるスープです。おかずのかわりにもなるので、プラス一品に上手に加えたいところ。ビタミンやミネラルもプラスされて食事の栄養バランスが向上します。

　しっかり煮込まれた野菜はやわらかく、消化がよいので、夜遅い時間の食事になってしまったときなどにもおすすめです。

# プラス一品の場合は<br>カロリー、脂質、糖質に注意。<br>栄養素は多種多様！

**クラムチャウダー**（セブン-イレブン）

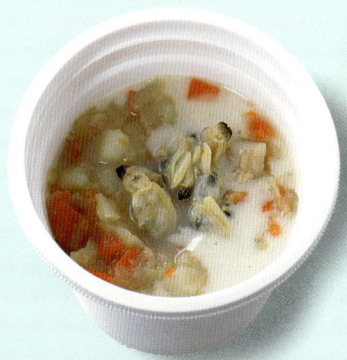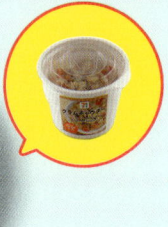

## あさりの成分には美肌効果もアリ

　ルウに使用する小麦粉やバターのためスープの中でもカロリーや脂質、糖質は高め。プラス一品にする場合は、その点に注意が必要です。何種類もの具材が入っており、いろいろな栄養素を摂取できるので上手に組み合わせたいところです。

　とくにメイン具材のあさりは健康成分が豊富。貧血予防に有効なビタミンB$_{12}$と鉄のほか、動脈硬化や高血圧予防、美肌効果もあるタウリンや亜鉛を摂取できます。カルシウムも豊富なので骨粗しょう症予防にも有効です。

**食材内容・栄養成分**

あさり・玉ねぎ・いも・にんじんなど

カロリー 209kcal・たんぱく質 9.1g・脂質 11.5g・炭水化物 19.2g（糖質 15.5g・食物繊維 3.7g）・食塩相当量 2.2g

# 低カロリーで糖質、食物繊維も摂れるのでダイエット中の人に最適！

## たらこのクリームスープ（ファミリーマート）

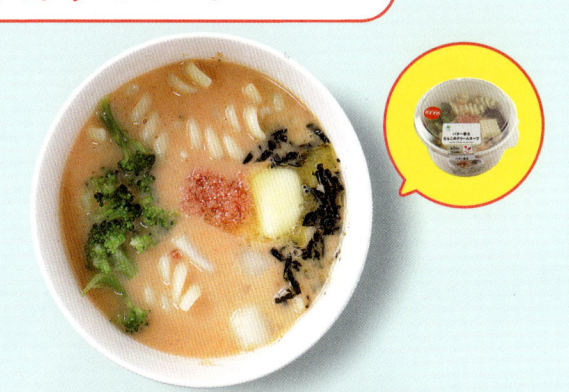

## たんぱく質不足なので蒸し鶏と合わせる

辛子明太子入りのクリームスープの旨みとバターの風味で、スープでも食事の満足度は高めに。ブロッコリーなどの野菜やマカロニパスタが入り、食物繊維や糖質もしっかり摂れるうえカロリーは低めなので、ダイエット志向の人に最適です。

ただし、たんぱく質が低めなので、蒸し鶏のサラダなどをプラスすると健康的にやせられるはずです。明太子が入っているぶん、塩分にも要注意です。

| 食材内容・栄養成分 | |
|---|---|
| マカロニ・ブロッコリー・いも・たらこ加工品など | カロリー 243kcal・たんぱく質 9.4g・脂質 8.3g・炭水化物 34.2g（糖質 31.7g・食物繊維 2.5g）・食塩相当量 3.1g |

# 発酵食品のキムチは栄養価の高い食品。乳酸菌が腸内環境を整え、免疫力を高める!

## スンドゥブスープ（ファミリーマート）

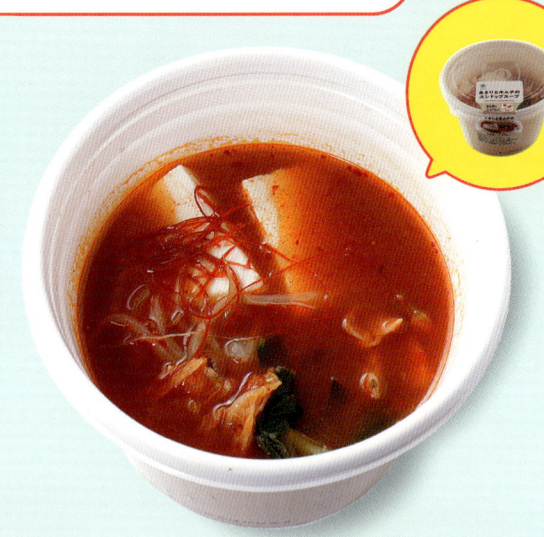

**ココが特徴!**

鉄やタウリンの摂取が期待できるあさりが入ったスンドゥブ。豚バラ肉が入っていないぶんカロリー、たんぱく質、脂質は低めに。野菜、豆腐、キムチが合わさり、栄養バランスのよいスープです。

**食材内容・栄養成分**

豆腐・もやし・あさり・玉ねぎ・白菜・にら・とうがらしなど

カロリー 93kcal・たんぱく質 8.3g・脂質4.1g・炭水化物6.3g（糖質 4.6g・食物繊維 1.7g）・食塩相当量 3.7g

## とうがらしに含まれる
## 辛味成分・カプサイシンが肥満を予防

スンドゥブは「やわらかい豆腐」という意味の、韓国で定番の家庭料理です。「チゲ（鍋）」が一般的ですが、この商品は具だくさんの汁物仕立てになっています。

具材には、鉄やビタミン$B_{12}$、タウリン、亜鉛など豊富な栄養素を含むあさりと、良質なたんぱく質に富む豆腐を中心に、食物繊維やビタミン、ミネラルが摂れる野菜類が入っており、栄養的にバランスの整った一品です。なかでもスープの辛みと旨みのもとであるキムチは、白菜ととうがらし、にんにく、にらなどさまざまな食材を合わせて発酵させた栄養価の高い食品。豊富な乳酸菌が腸内環境を整え、免疫力を高めてくれます。

さらに、辛味成分のとうがらしに含まれるカプサイシンには体脂肪を燃焼させる働きがあります。

### 「健康」食生活へのワンポイント

カロリーや脂質の量が少ないので、豚生姜焼きなど肉類を使った主食や主菜に合わせると、動物性たんぱく質やビタミン$B_1$が補充できます。また、豚肉のビタミン$B_1$は、にらと一緒に摂ることで吸収率がアップします。

#### 食べるときの注意MEMO

辛味成分のカプサイシンで胃が刺激され、食欲が増しますが、刺激が強いと胃の粘膜が傷つき胃腸が荒れることもあります。胃腸の弱い人は注意しましょう。カプサイシンには体を温め、発汗作用もあるので、運動前に摂るとダイエット効果が上がり、肥満予防に役立ちます。

お酒

# 蒸留酒と
# 醸造酒で違ってくるが、
# 栄養を期待してはダメ

**食欲を増進してくれる効果はあり！**
**赤ワインは健康効果のあるポリフェノールが豊富**

　食欲を増進させ、食事をおいしくしてくれるお酒。会食や宴会にも欠かせないアイテムですね。

　お酒には、ウイスキーや焼酎などの蒸留酒と、ビールやワイン、日本酒などの醸造酒があります。蒸留酒は蒸留される過程で糖質やミネラルなどの成分が失われているので、栄養はほぼなしといっていいでしょう。醸造酒には糖質などが残り、ビールには麦芽由来の栄養成分がありますが、食品に比べるとその栄養量は微量です。赤ワインは健康効果の高いポリフェノールを多く含みます。いずれにしろ、節度のある飲酒を心がけてください。

コンビニ定番食品
【総菜 & サラダ】
の栄養を
徹底解剖

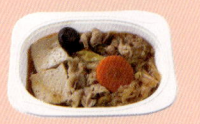
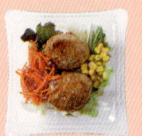
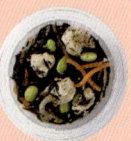

# 主菜にも副菜にもなる 栄養バランス良の総菜。 黒酢は多くの栄養素を含む 優良調味料！

## 鶏と根菜の黒酢あん（ローソン）

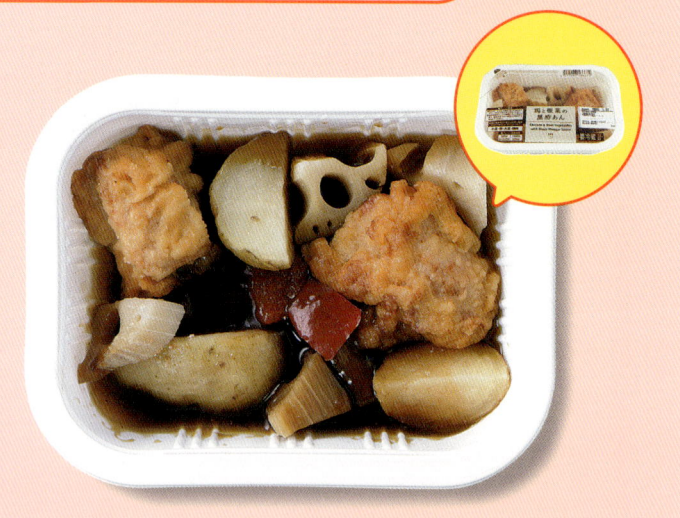

### ココが特徴！

鶏肉に根菜、いも類も入って栄養バランスは良。鶏肉とじゃがいもを揚げてからあんにからめているのでカロリーは高めです。あんの黒酢は栄養価が高く、多くの健康効果が期待できます。

### 食材内容・栄養成分

**鶏肉・れんこん・いも・赤ピーマンなど**

カロリー 219kcal・たんぱく質 9.8g・脂質 8.9g・炭水化物 25.7g（糖質 23.9g・食物繊維 1.8g）・食塩相当量 1.5g

## 黒酢の健康効果は生活習慣病に有効。
## 基礎代謝量を上げて、ダイエットにも役立つ

　肉と野菜を炒め、甘酢あんをからめた中華風の総菜で、主菜にも副菜にもなる一品です。たんぱく質や食物繊維も摂れ、れんこんの歯ごたえと甘酢の風味が満腹感を増幅してくれます。

　黒酢は米酢の4倍以上の玄米を使って長期熟成させたもので、アミノ酸、ミネラル、ビタミンなどの栄養素をより多く含んでいます。とくに、バリン、ロイシン、イソロイシンなどの必須アミノ酸が豊富。これらは筋肉の発達を促し、基礎代謝量を増加させる働きがあり、エネルギー消費量を増やすため、ダイエット効果が期待できます。さらに、黒酢に含まれる有機酸には疲労回復、血液をきれいにする効果のほか、血圧や血糖値、コレステロール値を下げる効果もあり、生活習慣病予防に有効とされます。消化を助け、食欲増進にも働きます。

### 「健康」食生活へのワンポイント

　夕食の主菜にもなりますが、その場合は和え物などの副菜や、クリームスープや魚介類のスープなどの汁物を添えると、味と栄養のバランスが整うでしょう。

　にんじんのかわりに彩りとして赤ピーマンが使われています。赤ピーマンは緑ピーマンを完熟させたもので、ビタミンCや$\beta$-カロテンが緑のピーマンの2倍以上も多く含まれている優良野菜。ただ、ここで使われているのは少量なので、ほうれん草や小松菜の和え物などをプラスして、栄養価をアップさせるとなおよしです。

# 抗酸化作用の高いオメガ3系の脂肪酸を含む、活用したい魚料理

## 銀だらの西京焼き（セブン-イレブン）

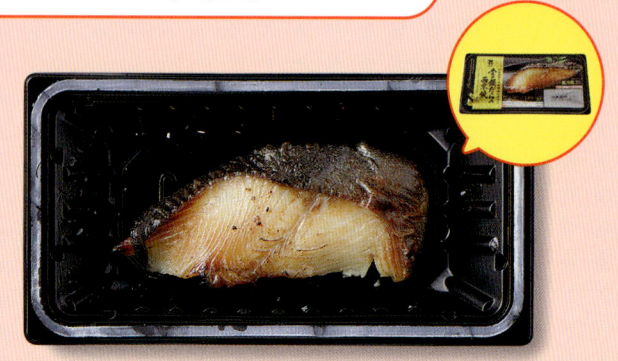

### ビタミンAの含有量は魚類でトップクラス

　銀だらを酒粕入りの白みそに漬けて焼いた魚料理。脂が乗った銀だらの甘みを芳しいみその風味が引き立て、ご飯が進みます。朝食、昼食の主菜にできる一品です。

　脂身には、動脈硬化予防をはじめとする健康効果の高いオメガ3系の脂肪酸が多く含まれているほか、魚類の中でもビタミンAが豊富。その含有量はトップクラスのうなぎに匹敵します。ビタミンAの効果にあやかって、疲れ目に悩む人は積極的にとりたい食品です。

**食材内容・栄養成分**
銀だら

カロリー 269kcal・たんぱく質 13.6g・脂質 20.0g・炭水化物 8.7g（糖質 8.6g・食物繊維 0.1g）・食塩相当量 1.3g

## 03 二日酔い防止のナイアシンを多く含み、おつまみに最適

**ほっけの塩焼き**（セブン-イレブン）

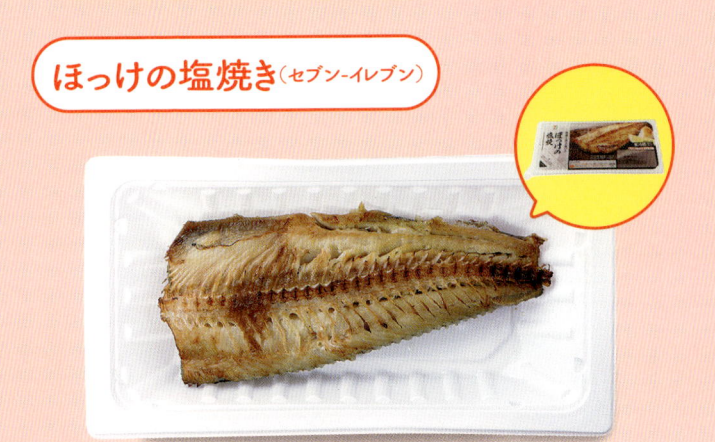

### 栄養価の高い居酒屋の定番メニュー

　縞ほっけは、ロシアのオホーツク海で多く漁獲される魚です。北海道近海でとれる「真ほっけ」とはまた違う味わいになります。居酒屋の定番メニューだったりしますが、じつはアルコールの分解を促進するナイアシンが多く含まれており、二日酔い防止に効果的な食材です。つまり、酒の肴には最適なのです。

　このほか、骨や歯を丈夫にするために必要なカルシウムや貧血予防に効果的なビタミン$B_{12}$などビタミン、ミネラルなどをバランスよく含む栄養価の高い魚です。

**食材内容・栄養成分**
ほっけ

カロリー 103kcal・たんぱく質 19.5g・脂質 2.0g・炭水化物 1.8g（糖質 1.8g・食物繊維 0g）・食塩相当量 1.7g

## 04

# 骨ごと食べることで
# カルシウムを余さず摂取！
# ビタミンB群も豊富

### いわしの生姜煮（セブン-イレブン）

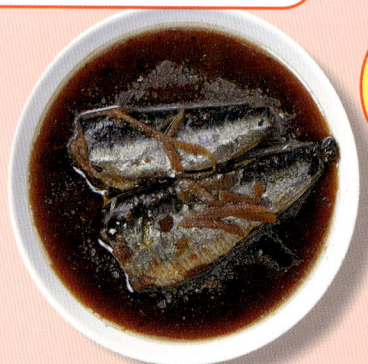

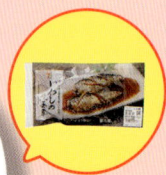

## 栄養は煮汁にあるので塩分に注意

　生姜で煮ることで、いわしの青魚特有の臭みが消えています。骨までやわらかく煮てあるので、子どもからお年寄りまでおいしく食べられるうえ、骨ごと食べることでカルシウムを余さず摂ることができます。

　いわしの豊富なビタミンB群や、不飽和脂肪酸のDHAやEPAは煮汁に溶け出しているので、塩分を気にしないなら煮汁をたっぷりつけて食べたいところ。高血圧の人は1日の塩分摂取量（6g未満）で調整しましょう。

| 食材内容・栄養成分 | カロリー 215kcal・たんぱく質 12.3・脂質 12.2g・炭水化物 14.3g（糖質 13.8g・食物繊維 0.5g）・食塩相当量 1.7g |
|---|---|
| いわし・生姜 | |

**05**

# 脂の乗ったさばは DHAやEPAがたっぷり！ 貧血予防や冷え症にも有効

## さばのみそ煮（ファミリーマート）

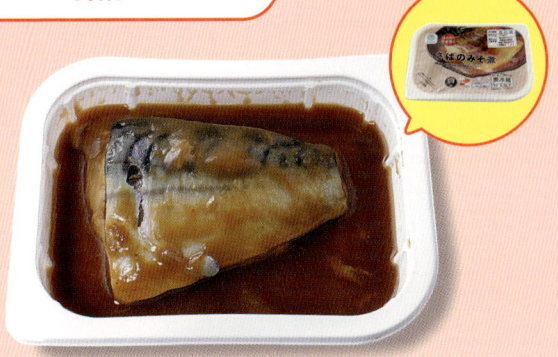

### カルシウムの吸収を促進するビタミンD

　みそが多く使われていますが、塩分量はそれほど多くなっていません。主菜、副菜のどちらにしてもよい、使い勝手のよい一品です。脂の乗ったさばは脂肪分が15％にもなり、脳の働きや血栓予防に有効なDHAやEPAを多く含みます。そのほか、カルシウムやリンの吸収を促進して健康な骨をつくるビタミンDも豊富にあります。

　血合いには鉄やビタミンB群も多く、貧血予防や冷え症に有効など、栄養的に優れた青魚の代表格です。

**食材内容・栄養成分**
さば

カロリー 275kcal・たんぱく質 12.3g・脂質 18.0g・炭水化物 15.9g（糖質 15.6g・食物繊維 0.3g）・食塩相当量 1.5g

# カロリー低めなので、たんぱく質が足りないときの副菜に便利

## 焼きさばのおろしポン酢（ファミリーマート）

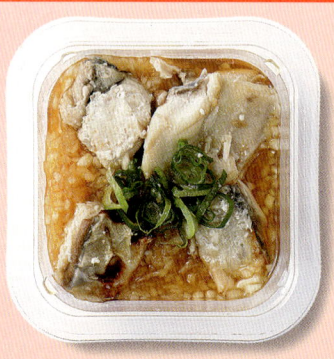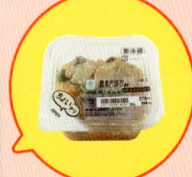

### 栄養価の高いさばをさっぱりと食べる

　香ばしく焼いたさばにせん切りの大根を加えておろしポン酢で和え、青ねぎをトッピング。青魚の臭みが苦手な人もさっぱりとしたおろしポン酢でおいしく食べられる工夫がされています。

　ビタミン、ミネラル、DHA、EPAなど栄養価の高いさばは、日々の食事に取り入れたい魚です。カロリーが低めなので、豚肉、鶏肉など肉系の主菜でたんぱく質が足りないときに、副菜にすると便利です。

| 食材内容・栄養成分 | |
| --- | --- |
| さば・大根・ねぎ | カロリー 142kcal・たんぱく質 9.5g・脂質 9.4g・炭水化物 5.4g（糖質 4.1 食物繊維 1.3g）・食塩相当量 2.2g |

**07**

# 牛肉が少ないので
# たんぱく質が不足。
# 食物繊維の補填副菜に！

## 牛肉ごぼう（セブン-イレブン）

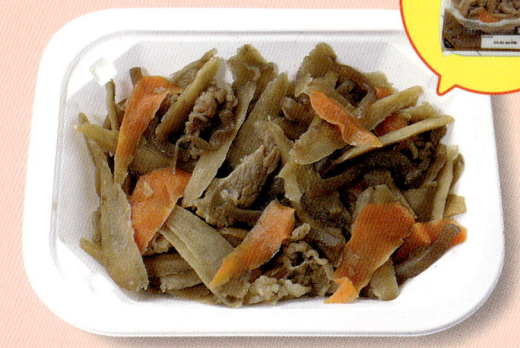

### ごぼうの食物繊維含有量はトップレベル

　牛ばら肉とだしの旨み、ごぼうの食感を活かした炒め煮です。牛肉の量が少ないのでたんぱく質が少なめですが、たっぷりのごぼうとこんにゃくやにんじんが入り、量以上に食べた感が得られます。

　ごぼうに含まれる食物繊維の量は野菜の中でもトップレベル。水溶性食物繊維と不溶性食物繊維の両方を含んでいます。そのほか、ビタミンB群やビタミンE、ミネラルも豊富。食物繊維を多く摂りたいときのプラス一品や、便秘に悩んでいるときなどにおすすめです。

**食材内容・栄養成分**
牛肉・ごぼう・にんじん・こんにゃく

カロリー 188kcal・たんぱく質 7.9g・脂質 11.4g・炭水化物 14.6g（糖質 12.2g・食物繊維 2.4g）・食塩相当量 1.4g

# ヘルシーに食べられるが、たんぱく質が少なくて主菜ではなく副菜

## すき焼き（ファミリーマート）

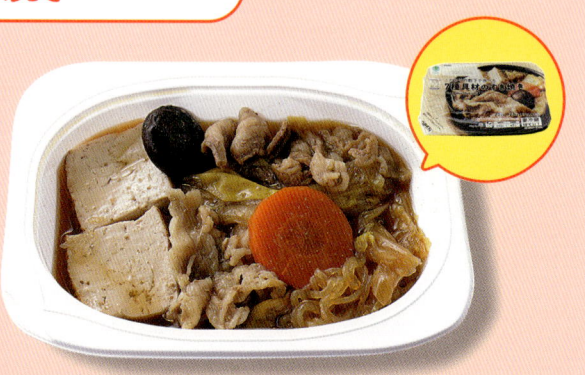

## 7種の具材からバランスよく栄養摂取

　昆布だしの効いた割下に、牛肉、しらたき、焼き豆腐、白菜、ねぎ、しいたけ、にんじんと7種の具材が入っているすき焼き。電子レンジで加熱するだけの手軽さで、1人分の量としては十分に食べごたえがあります。

　ただし、牛肉は少なめなので、1食分としてはたんぱく質が足りません。栄養価的には、主菜ではなく副菜の扱いになります。お肉が少ないぶん、ほかの具材からビタミン、ミネラルなどがバランスよく摂れます。

| 食材内容・栄養成分 | |
|---|---|
| 牛肉・豆腐・白菜・ねぎ・にんじん・しいたけ・しらたき | カロリー 246kcal・たんぱく質 11.6g・脂質 16.2g・炭水化物 14.2g（糖質 12.2g・食物繊維 2.0g）・食塩相当量 2.4g |

09

# 1日の野菜の3分の1を摂取。野菜がほしいときのプラス一品に！

### 白だしおろし豚しゃぶ（ファミリーマート）

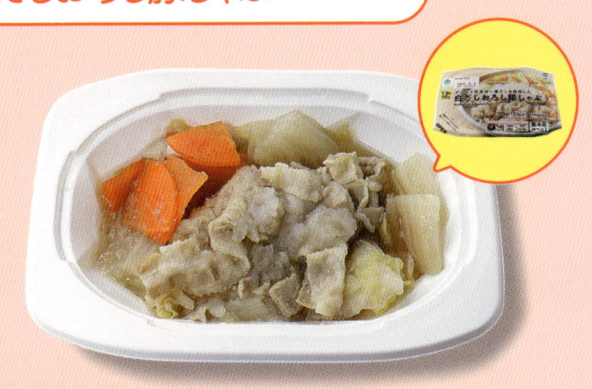

## 大根おろしにはビタミンCや酵素がたっぷり

　豚肉や白菜、にんじんなどの野菜にかつお節と昆布でとった白だしが染み込み、ミニお鍋のような総菜。塩分は少し高いものの低カロリー。たんぱく質、脂質、食物繊維などのバランスは良好で、1日に必要な野菜の3分の1食分が摂取できるのも魅力。野菜が足りないときの副菜におすすめです。大根おろしにはビタミンCやアミラーゼ、リパーゼという酵素が含まれています。脂肪を分解する酵素で、ダイエット効果が期待できます。

**食材内容・栄養成分**
豚肉・白菜・にんじん・大根

カロリー 191kcal・たんぱく質 7.7g・脂質 13.4g・炭水化物 12.0g（糖質 10.0g・食物繊維 2.0g）・食塩相当量 2.5g

# 10 糖質、カロリーは高めだが じつは栄養バランスは良！ 6大栄養素すべてが 含まれている食品

## 餃子（セブン-イレブン）

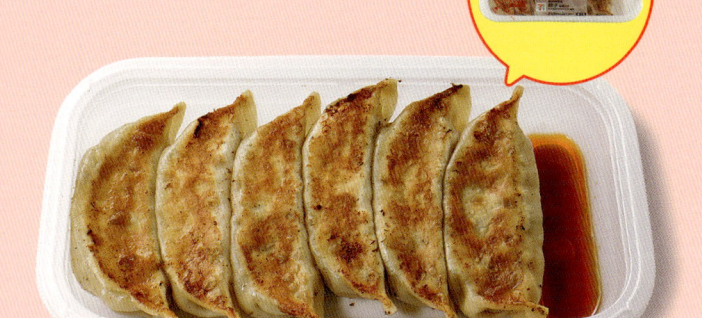

### ココが特徴！

餃子の皮には炭水化物、あんに使われる豚ひき肉にはたんぱく質と脂質、キャベツ、白菜、にら、にんにくにはビタミン、ミネラルが含まれており、じつは栄養バランスのよい食品です。

### 食材内容・栄養成分

**餃子の皮・豚肉・キャベツ・白菜・にら・にんにくなど**

カロリー 433kcal・たんぱく質 15.5g・脂質 22.9g・炭水化物 42.6g（糖質 39.8g・食物繊維 2.8g）・食塩相当量 2.4g

## ほかのおかずより糖質が多いので、ご飯の食べすぎや一緒に食べる食品に注意

餃子は炭水化物や脂質が多くてカロリーが高く、健康的というイメージはないメニューですが、使われている食材を見てみると、意外にも栄養バランスはとれている食品であることがわかります。

餃子の皮の糖質や豚ひき肉の脂質、たんぱく質がカロリーを増やす要因となっていますが、これらは身体活動に必要なエネルギー源でもあります。過剰に制限せずに、きちんと摂取することが大切です。そのほか、豚肉や野菜に由来するビタミンB群やビタミンK、カリウム、カルシウムなどのミネラル、食物繊維も含まれており、6大栄養素がすべて含まれた食品なのです。

### 「健康」食生活へのワンポイント

必要な栄養素がバランスよく含まれていますが、1食分に必要な栄養量は、この一品だけでは足りません。たんぱく質やミネラル、食物繊維などはもう少しほしいところです。餃子のカロリーが高いので、低カロリーな豆腐や海藻類、豆類などの食材を使った副菜や汁物を組み合わせて食べるとよいでしょう。

#### 食べるときの注意MEMO

ご飯やビールとの相性がよい餃子ですが、ほかのおかずより糖質量が多めです。そのため糖質の多い食品と一緒にたくさん食べると1日の糖質摂取量が過剰になる恐れも。餃子の個数に気をつけるとともに、ご飯やビールの食べすぎ、飲みすぎに注意してください。

# 11 低カロリー、低脂質なので主菜に組み合わせやすい！いか&さといもはナイスな栄養コンビ

## イカと里芋の煮物（ローソン）

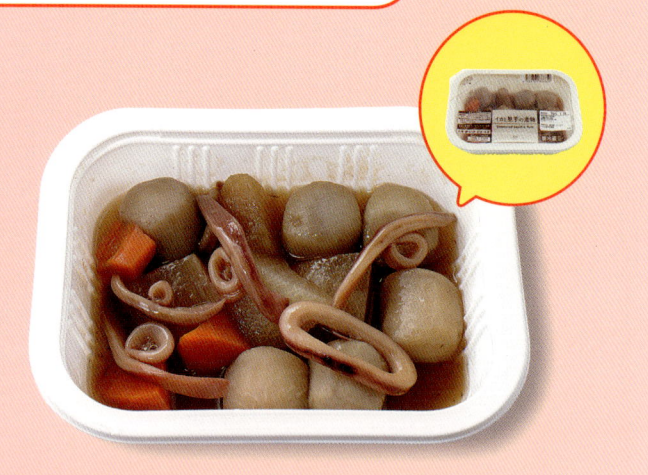

**ココが特徴！**

やわらかく煮えたいかと、さといものねっとりとした食感がおいしい煮物。いか、さといもともに低カロリー、低脂質なので、肉料理などカロリー高めの主菜に組み合わせると食物繊維が補えます。

**食材内容・栄養成分**

いか・さといも・大根・にんじん

カロリー 85kcal・たんぱく質 5.5g・脂質 0.5g・炭水化物 15.8g（糖質 13.5g・食物繊維 2.3g）・食塩相当量 2.4g

## さといものぬめり成分が
## いかの良質なたんぱく質の吸収を高める

　いかの煮物はやわらかく煮るのがむずかしいこともあり、家庭で作る機会が少ないようです。でも、総菜なら手軽に楽しむことができます。

　いかは体によい栄養が豊富に含まれているうえ、低カロリー。アミノ酸バランスのよい良質なたんぱく質のほか、動脈硬化を防ぎ、肝機能強化や疲労回復効果があるタウリンが多いのが特徴です。噛みごたえがあり、しっかり噛むことで食べすぎを防ぐ効果も期待できます。

　さといもも低エネルギー、低糖質。さといものぬめり成分にはたんぱく質の吸収を高める作用があるので、いかとはいい栄養コンビです。また、肝機能の向上作用もあるので、お酒のおつまみにもおすすめです。

　食物繊維も摂れるので、肉料理の主菜に組み合わせたい副菜です。

### 「健康」食生活へのワンポイント

　いかにはプリン体も多く含まれています。旨み成分でもあるプリン体は、私たちの生命活動に必要不可欠な物質。体内細胞の代謝・増殖などに利用されます。利用されなかった一部のプリン体は肝臓で代謝されて尿酸となり、通常は体外に排出されるのですが、尿酸の量が多くなりすぎると血中にたまって痛風発作の原因となってしまいます。

　血中尿酸値が高い人は、いかなどプリン体が多い食品の食べすぎには注意したほうがよいでしょう。

# 満腹感を得やすいので主菜にしてもOKな副菜。食物繊維も豊富

## 肉じゃが（セブン-イレブン）

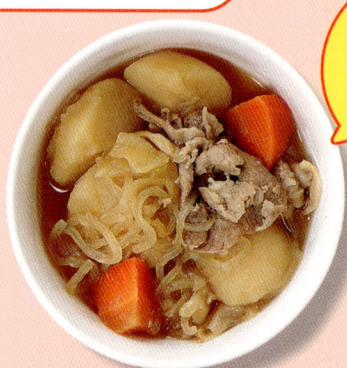
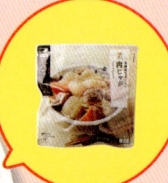

### じゃがいもはビタミンC、カリウムなどが豊富

　幅広い年代に親しまれている煮物の定番。家庭料理の代表でもあります。主菜、副菜、どっち？　と議論になるメニューですが、じゃがいもがメインなので、副菜に数えられることが多いようです。じゃがいもはビタミンCやポリフェノール、カリウムなどを含み、食物繊維が多いので満腹感を得やすい食材。炭水化物を含みますが、白飯などと比べると低カロリーなのもうれしいところです。腸内環境を改善する働きも期待できます。

| 食材内容・栄養成分 | |
|---|---|
| じゃがいも・豚肉・玉ねぎ・にんじん・しらたき | カロリー 217kcal・たんぱく質 10.3g・脂質 3.4g・炭水化物 37.6g（糖質 34.9g・食物繊維 2.7g）食塩相当量 2.3g |

## 13 パスタやおにぎりの副菜にプラスして栄養バランスをアップ！

### チキンとチーズのトマト煮（ローソン）

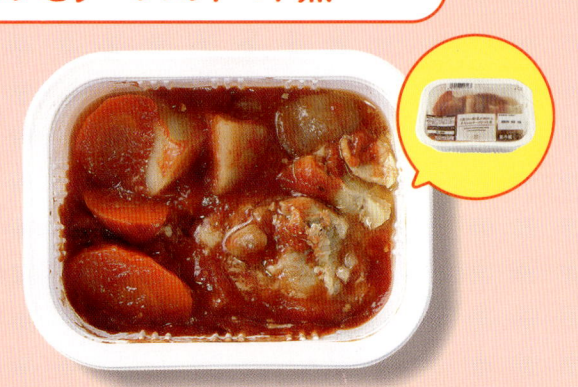

### プラス一品にはおすすめの栄養バランス

　鶏肉とじゃがいも、玉ねぎ、にんじんをトマトソースで煮込んだ一品。トマトソースにチーズが溶け込み、酸味まろやかだけどコクがある仕上げになっています。

　全体量としては、「1食分の野菜がとれる」ほどではなく、鶏肉料理としてはたんぱく質も少ないので主菜にはなりえず、どちらももう少し摂取したいところ。ミートスパゲティなどパスタの副菜として活用すると味的にもぴったりです。

| 食材内容・栄養成分 | |
|---|---|
| 鶏肉・じゃがいも・にんじん・玉ねぎなど | カロリー 224kcal・たんぱく質 15.8g・脂質 11.4g・炭水化物 15.4g（糖質 13.5g・食物繊維 1.9g）・食塩相当量 1.8g |

# 14 ほうれん草のβ-カロテンやビタミンCは、ごまに含まれるビタミンEと一緒に摂ると効果的！

## ほうれん草の胡麻和え（セブン-イレブン）

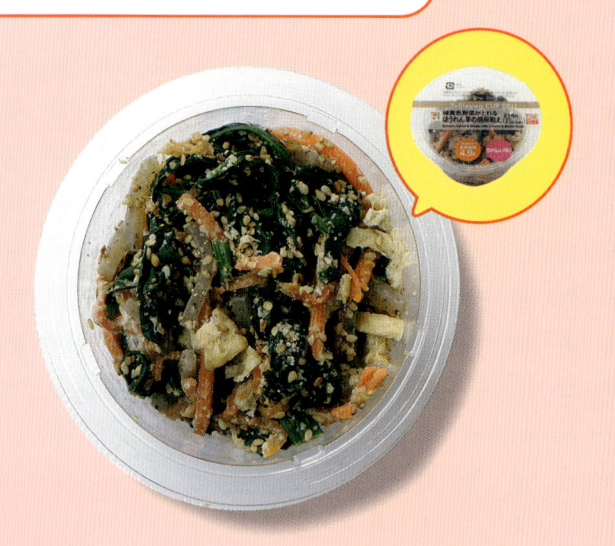

**ココが特徴！**

緑黄色野菜の中でも群を抜く栄養価のほうれん草をしっかりと食べられる和え物。にんじんやこんにゃく、油揚げの彩りもよく、ごまの香ばしさが効いています。洋食にも合う、万能の副菜です。

**食材内容・栄養成分**

**ほうれん草・にんじん・こんにゃく・ごま・油揚げなど**

カロリー 146kcal・たんぱく質5.4g・脂質 9.8g・炭水化物11.5g（糖質 6.6g・食物繊維4.9g）・食塩相当量 1.5g

## 抗酸化作用によってアンチエイジング、美肌効果がアップ

　ほうれん草は緑黄色野菜の中でも抜群の栄養価を誇る野菜の王様です。$\beta$-カロテンやビタミンC、ビタミンEといった抗酸化ビタミン、ビタミンB群、葉酸のほか、とくに鉄分、マグネシウムが多く含まれています。

　葉酸は新しい赤血球をつくり出すために不可欠で、造血のビタミンと呼ばれます。鉄は赤血球中のヘモグロビンに取り込まれ、全身に酸素を運ぶ働きをします。ビタミンCと一緒に摂ると吸収率が高まるとされ、両方を含むほうれん草は貧血予防に非常に有効な野菜です。

　マグネシウムはストレス緩和に役立つミネラルで、カルシウムとともに摂取すると効果が増します。また、$\beta$-カロテンやビタミンCはごまやナッツ類に含まれるビタミンEと一緒に摂ると効果的なので、ほうれん草のごま和えは理にかなった料理といえます。

　ごまも抗酸化パワーにあふれた食品。全体の半分以上を占める脂質のほとんどがリノール酸やオレイン酸などの不飽和脂肪酸で、血中コレステロール値を下げる効果があります。

### 「健康」食生活へのワンポイント

　おにぎりなどおかずが少ない食事のとき、食物繊維やビタミン、ミネラルをプラスする副菜としてぜひ選んでほしい食品です。焼き魚や煮物との組み合わせはもちろん、カレーやパスタなどにも合わせやすい味つけです。

# 15 ダイエットや美容に役立つ ヘルシー食材・おから。塩分も低いので、味が濃い主菜に合わせて！

## うの花（セブン-イレブン）

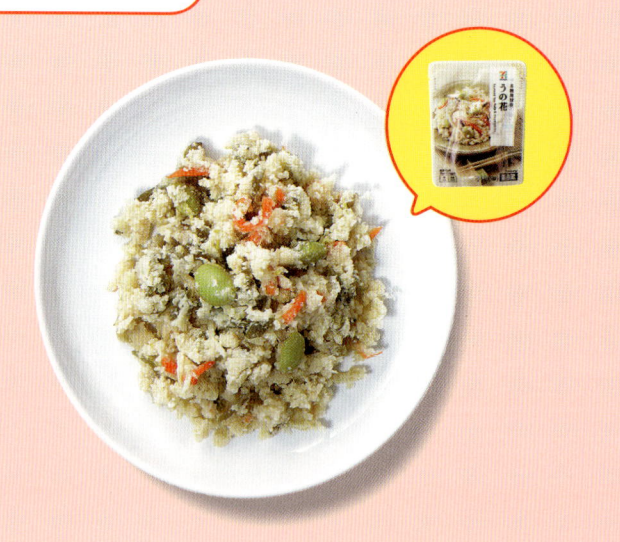

**ココが特徴！**

低カロリーで食物繊維も摂れ、塩分も低い優秀な副菜。材料のおからは高たんぱくでヘルシーな食材として知られ、大豆由来の栄養成分が健康な体づくりをサポートします。ダイエットにも最適です。

**食材内容・栄養成分**

**おから・にんじん・玉ねぎ・ねぎ・枝豆・筍・しいたけ・油揚げ**

カロリー 70kcal・たんぱく質2.9g・脂質3.5g・炭水化物9.3g（糖質 4.0g・食物繊維 5.3g）・食塩相当量 0.7g

## 便秘解消、生活習慣病、骨粗しょう症など さまざまな予防効果が期待できる

料理名の「うの花」はおからの別名。「おから」の呼び名が「からっぽ」を想起させるのを嫌い、おからの白い色がウツギ（卯の花）の花に似ていることから「うの花」と呼ばれるようになったといわれています。

おからは豆腐を作る際に大豆から豆乳を絞ったあとの絞りかすですが、植物性たんぱく質やビタミンB群、脂質などが豊富。とくに食物繊維が豊富でごぼうの約2倍もの量が含まれており、便秘解消や生活習慣病予防に役立ちます。また、女性ホルモンのエストロゲンに似た働きで骨粗しょう症予防効果のある大豆イソフラボンや、抗酸化作用で老化防止に働く大豆サポニン、動脈硬化予防が期待できるレシチンなども含まれています。

### 「健康」食生活へのワンポイント

食物繊維や大豆由来の成分を多く含み、低カロリーなうの花は、ダイエット中の女性に強くおすすめできる食品です。そのほかの食材の枝豆や筍、しいたけにも美容にうれしい栄養成分が含まれています。枝豆は良質なたんぱく質のほか、$\beta$-カロテンやビタミンCが多く、筍には食物繊維と疲労回復に役立つアルギン酸が豊富。しいたけにはビタミンDを生成し、カルシウムの吸収を促進するエルゴステロールが含まれています。

塩分も低いので、豚肉の生姜焼き弁当やハンバーグ弁当などの味が濃いめの食事に組み合わせれば、栄養バランスを整えるのに一役買います。

# 16

# 低カロリーで1食分の野菜がとれる！食物繊維の補給に便利

## キャベツの浅漬け（セブン-イレブン）

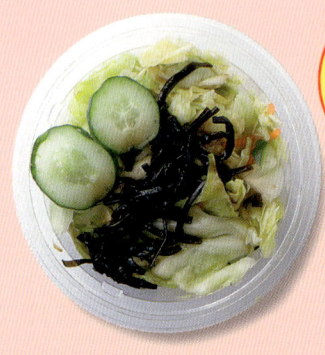
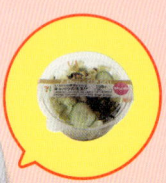

### 塩分が強いので血圧が高めの人は注意

　キャベツ、きゅうり、にんじんを昆布の旨みと大葉、生姜で風味づけした浅漬け。33kcalと低カロリーで量が少ない割に1食分の野菜がとれ、食物繊維も2.3g含まれています。野菜不足のときに昼食のプラス一品にしたり、晩酌のお供にするのもよいでしょう。

　ただし、塩昆布のつくだ煮が入っていたりと、塩分が強めの味つけなので食塩相当量が2.5gもあります。血圧が高めの人は注意が必要です。

| 食材内容・栄養成分 | |
|---|---|
| キャベツ・きゅうり・にんじん・塩昆布など | カロリー 33kcal・たんぱく質 2.1g・脂質 0.2g・炭水化物 6.8g（糖質 4.5g・食物繊維 2.3g）・食塩相当量 2.5g |

## 17

# サラダ、ラーメンのトッピングにいろいろ使って、たんぱく質を補給！

**味つけたまご**（ファミリーマート）

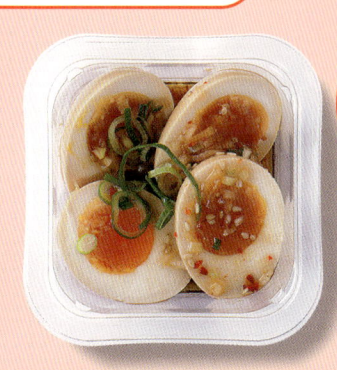

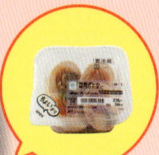

## 生卵とゆで卵、大きな栄養の違いはなし

　オイスターソースやごま油、にんにくの風味を効かせた韓国風煮卵。サラダに加えたりラーメンのトッピングにしたり、また、おつまみにも合います。いろいろと使えて、卵2個分のたんぱく質が補給できるのは魅力。

　そのほか、卵には脂質、ビタミンA、ビタミンE、ビタミンB群、レシチンなどが豊富に含まれています。ちなみに、生卵とゆで卵での栄養の違いですが、加熱することで熱に弱いビタミンB群、たんぱく質などが多少減少することはありますが、それほど大きな差はありません。

| 食材内容・栄養成分 | カロリー 175kcal・たんぱく質 13.6g・脂質 11.8g・炭水化物 4.1g（糖質 3.5g・食物繊維 0.6g）・食塩相当量 2.4g |
|---|---|
| 卵 | |

## 18 食物繊維も補えて サラダがわりになる総菜！ ひじきはビタミン、 ミネラルの宝庫

### お豆腐とひじきの煮物（セブン-イレブン）

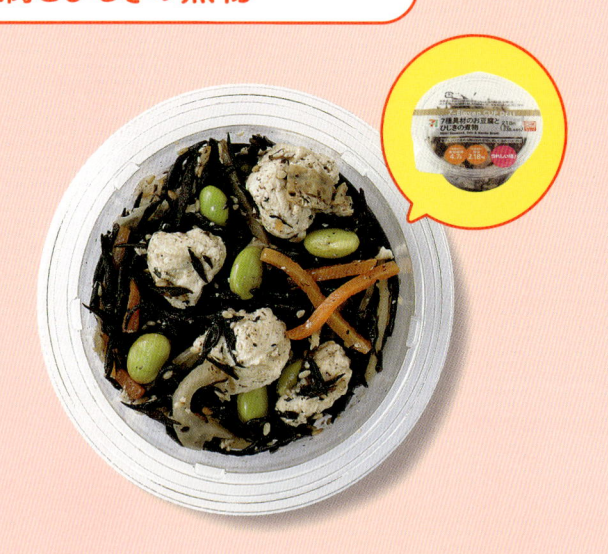

**ココが特徴！**

豆腐や枝豆、れんこんなどの根菜類が入った具だくさんなひじきの煮物。食物繊維や鉄分、カルシウム、カリウムなどが補え、さまざまな健康効果が期待できます。サラダがわりにもなる副菜です。

**食材内容・栄養成分**

**ひじき・豆腐・枝豆・にんじん・れんこん・ごぼう・油揚げ**

カロリー 110kcal・たんぱく質 8.0g・脂質 5.2g・炭水化物 10.1g（糖質 5.4g・食物繊維 4.7g）・食塩相当量 1.3g

## カルシウムが豊富な食材が多く、骨粗しょう症予防に最適な煮物

豆腐とひじきを含めた7種類の具材は、どれも栄養価が高く、体によいものばかり。日本の伝統食材であるひじきはビタミン、ミネラル、食物繊維など多くの栄養成分に富む健康食品の代表格です。

海藻類には食物繊維が多く含まれていますが、ひじきもまた例外ではなく、乾燥ひじき100gあたり51.8gの含有量。食物繊維は腸の働きを整えて便通を改善する働きが知られていますが、血糖値の上昇を抑えたり、血中コレステロール量を低下させたりする作用もあります。

ひじきにはそのほか、貧血予防に効果のある鉄や、体内の代謝を助けて血圧や体温を調整する働きのあるマグネシウム、むくみを解消し高血圧を予防するカリウムなどのミネラルと、$\beta$-カロテン、ビタミンKなどのビタミン類も豊富です。また、骨や歯をつくるカルシウムの含有量は100gあたり1000mgで、これは牛乳をはるかに上回ります。豆腐や枝豆にもカルシウムが豊富ですから、骨粗しょう症予防に最適な煮物といえるでしょう。

### 「健康」食生活へのワンポイント

食物繊維や鉄、カルシウムなど、日頃不足しがちな栄養素が摂れるので、便秘や貧血に悩む女性におすすめの煮物です。カルシウムはビタミンDと一緒に摂ることで吸収率が上がりますから、ビタミンDを含む紅しゃけの弁当などに合わせると効果的です。

**冷凍食品** ────────

# 味、栄養的に安定した便利で優れたアイテム

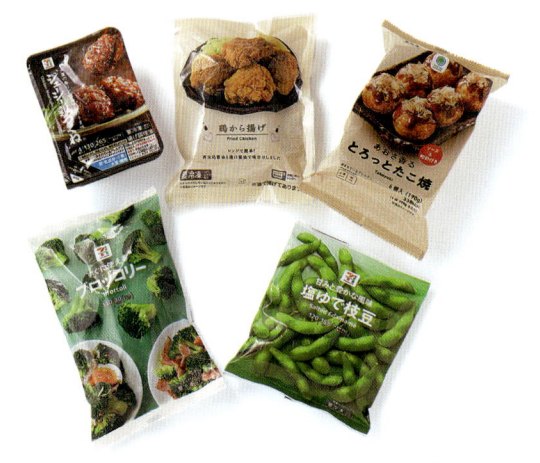

**カットほうれん草やブロッコリー、唐揚げ、たこ焼きなど、多くの食品を上手に活用したい**

　野菜やフルーツ、肉、魚といった素材から調理加工品まで、コンビニに行けばさまざまな冷凍食品が手に入ります。カットほうれん草やブロッコリー、きざみオクラ、塩味枝豆などの冷凍野菜から、ラーメンやパスタ、うどんなどの冷凍麺、餃子や焼売、唐揚げ、フライドポテトなどの冷凍総菜、チャーハンやたこ焼き、焼きおにぎりなどの冷凍粉もの・ご飯ものなどのほか、

フルーツやパン、スイーツなどまで多様な食品が揃っています。

　一般に冷凍食品は、それぞれの素材や総菜などの加工品に合った前処理が施され、急速凍結後にきちんと包装され、マイナス18℃以下で流通・販売されています。生産から販売までしっかり管理されているため衛生的であり、味や栄養素も損なわれていない食品として優れたものです。むしろ冷凍することで、ビタミンなどの栄養素は安定するので、食べる直前に解凍すれば、食品の品質低下は最小限に抑えられます。

## 廃棄分のコストがかかっていないので、コンビニ食品の中でもリーズナブルでコスパ良

　冷凍食品は長期保存ができ、ストックもしやすいため、買い物に行けないときや非常時にも役立ちます。また、廃棄分のコストが商品価格に含まれておらず、さらに容器代なども比較的低コストで済むので、弁当やカップ入り総菜などに比べるとリーズナブルで、コスパのよい商品が多いといえます。実際、弁当のパスタは500円前後の価格に対し、冷凍パスタは300円代で買える価格帯になっています。

　また、冷凍食品はお弁当作りにも重宝されます。冷凍コロッケなどはそのまま弁当箱に入れておけば、食べるときにちょうど解凍されています。朝の忙しいときに調理いらずで、とても便利です。

# 19 主材料が野菜類ではなく いも類なので、 「サラダ」とは考えない！

## ポテトサラダ（セブン-イレブン）

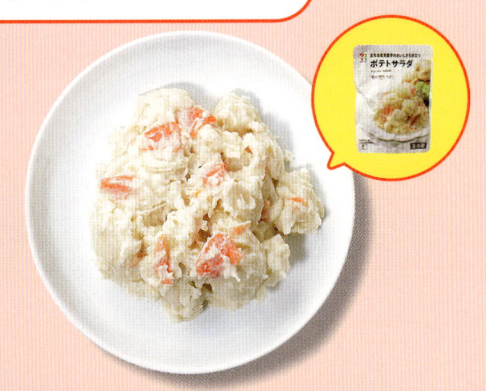

### もう少しお腹を満たしたいときのプラス一品

　ゆでたじゃがいもをマヨネーズで和えた定番の〝サラダ〟。ただし、ポテトサラダの主材料は野菜類ではなくいも類なので、正確に言うとサラダではありません。野菜を使った副菜ではないので注意です。

　栄養面では糖質（炭水化物）が多く、にんじんと玉ねぎは少量なのでこれらの栄養効果はあまり期待できません。じゃがいもに含まれる食物繊維は摂取できるので、食べ盛りのお子さんなどでもう少しお腹を満たしたいときのプラス一品によいでしょう。

| 食材内容・栄養成分 | |
| --- | --- |
| じゃがいも・にんじん・玉ねぎ | カロリー 159kcal・たんぱく質 2.0g・脂質 8.9g・炭水化物 18.7g（糖質 16.9g・食物繊維 1.8g）・食塩相当量 0.7g |

# 20

# 食べごたえがあり、たんぱく質も摂れるボリューム満点のサラダ

## 豚しゃぶサラダ（セブン-イレブン）

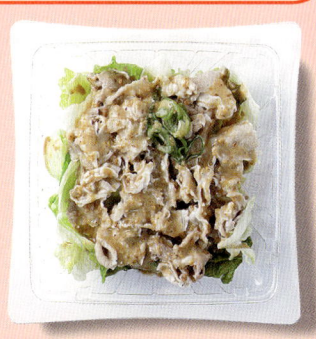

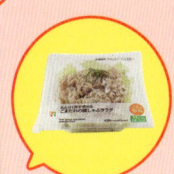

### おにぎりやサンドイッチのベストパートナー

　大きめの豚しゃぶがたっぷり乗っており、ボリュームのあるサラダです。豚肉の栄養成分であるたんぱく質やビタミン$B_1$などと、野菜の食物繊維が一度に摂取できます。

　おにぎりやパスタ類、サンドイッチなどに組み合わせると互いの栄養補足ができます。

　レタスとサニーレタスは同じレタス類ですが、栄養価としてはサニーレタスのほうがカリウム、カルシウム、$\beta$-カロテン、ビタミンCはいずれも上になります。

| 食材内容・栄養成分 | |
|---|---|
| 豚肉・レタス・サニーレタス・きゅうり・にんじんなど | カロリー 226kcal・たんぱく質 19.9g・脂質 14.6g・炭水化物 4.6g（糖質 2.7g・食物繊維 1.9g）・食塩相当量 1.7g |

# 21

## サラダなのに、たんぱく質がしっかりめ。栄養バランスもよく主菜にもなるメニュー

**根菜入り鶏つくねのサラダ**（ファミリーマート）

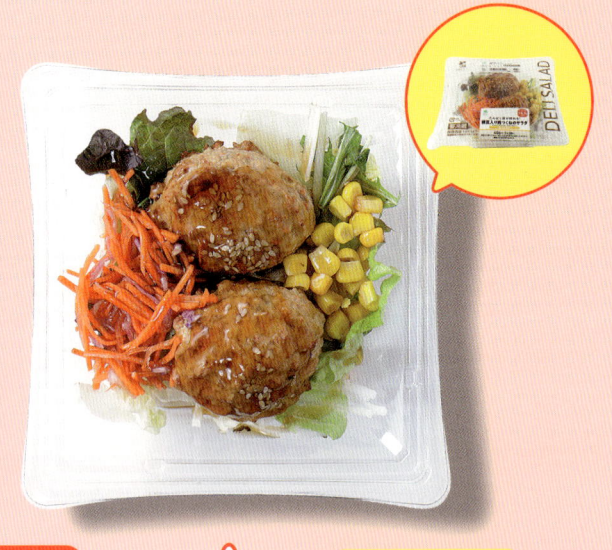

**ココが特徴！**

豆腐やれんこんなどが入った鶏つくねがメインの、ボリュームたっぷりのサラダ。カロリーは控えめですが、鶏肉や野菜類からたんぱく質やビタミン、ミネラル、食物繊維がバランスよく摂取できます。

**食材内容・栄養成分**

つくね（**鶏肉、れんこんなど**）・**大根・レタス・サニーレタス・コーン・にんじん・水菜**など

カロリー 173kcal・たんぱく質 15.3g・脂質 7.4g・炭水化物 12.8g（糖質 10.4g・食物繊維 2.4g）・食塩相当量 2.0g

## れんこんや大根の根菜類は消化もよく、がん予防や美肌効果が期待できる

　たんぱく質や食物繊維がしっかり摂れるサラダです。鶏つくねの主材料である鶏肉は、たんぱく質をはじめ、動脈硬化や高血圧予防に効果のあるオレイン酸やリノール酸などの不飽和脂肪酸のほか、たんぱく質や脂質の代謝を促進するビタミンB群を多く含み、疲労回復の効果があります。目や皮膚、粘膜を健康に保つビタミンAも豊富です。

　つくねに混ぜられている豆腐や根菜類も栄養豊富な食材です。れんこんにはビタミンCやビタミン$B_1$、ビタミン$B_2$が含まれ、がん予防や美肌効果が期待できます。豆腐にはたんぱく質やカルシウム、ビタミン$B_1$などがバランスよく含まれています。レタスや大根、にんじん、水菜などの野菜類からも食物繊維のほか、$\beta$-カロテン、ビタミンE、ビタミンB群、ビタミンC、葉酸などのビタミンや鉄などのミネラルも摂取できます。

### 「健康」食生活へのワンポイント

　サラダといってもボリュームがあり、栄養バランスもよいので、これだけで主菜になります。ダイエット中や食事を軽めに済ませたいときなどは、これとスープだけの組み合わせでもよいでしょう。ダイエット中は全体の食事量を減らしがちなので、たんぱく質が不足気味になります。その点、この食品は女性1食分のたんぱく質17gに近い量が摂取できるようになっています。

# 腸内環境を整えたいときに推したいサラダ！味つけの割にカロリーも低め

## ごぼうのサラダ（ローソン）

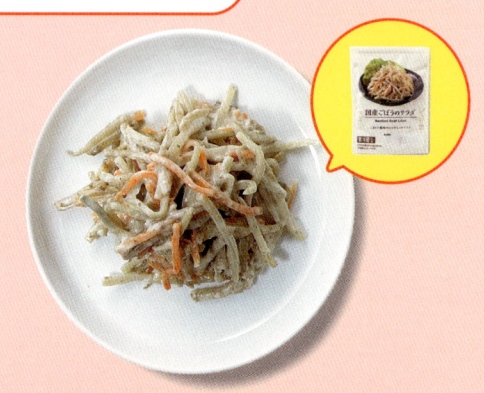

### 血糖値の上昇を抑えてダイエット効果が

　ごぼうとにんじんをごま風味のマヨネーズで味つけしたサラダ。ごぼうもマヨネーズもカロリーの高い食材ですが、その割にカロリーは低めに抑えられています。

　ごぼうは水溶性食物繊維と不溶性食物繊維の両方が含まれ、食物繊維量はトップクラス。便秘解消などの整腸作用やがん予防が期待できるほか、血糖値の上昇を抑える作用もあり、ダイエットにも適しています。マグネシウムやカリウム、亜鉛、銅などのミネラルも比較的豊富に含まれています。

**食材内容・栄養成分**
ごぼう・にんじんなど

カロリー 98kcal・たんぱく質 1.9g・脂質 6.7g・炭水化物 8.4g（糖質 6.4g・食物繊維 2.0g）・食塩相当量 0.9g

# キャベツを手軽に
# とることができる、
# 食べやすいサラダ

コールスローサラダ（セブン–イレブン）

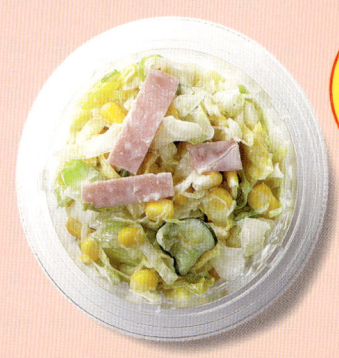
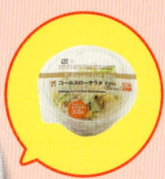

## 丼もの、カレーと一緒に食べて栄養をアップ

　刻んだキャベツにコーンやきゅうり、ハムを加え、リンゴ酢とレモン酢を使ったドレッシングで和えたサラダ。コールスローはキャベツサラダを意味するオランダ語の「コールスラ」に由来するとか。

　ビタミン、ミネラル、食物繊維に富むキャベツを手軽に食べることができ、コーンも入っているので子どもや野菜嫌いの人でも食べやすいサラダのひとつです。牛丼などの丼もの、カレーなどと一緒に食べれば食事の栄養価が上がります。

**食材内容・栄養成分**
キャベツ・コーン・きゅうり・ハム

カロリー 105kcal・たんぱく質 2.6g・脂質 6.6g・炭水化物 10.8g（糖質 7.0g・食物繊維 3.8g）・食塩相当量 1.6g

# 24 「サラダ」とあるが **食物繊維は期待できず。** たんぱく質も少なく、**糖質多めの副菜**

## 海老とイカの明太子スパゲティサラダ
（ファミリーマート）

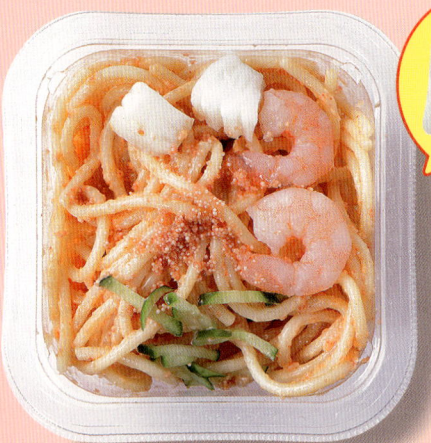
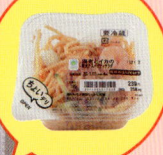

### ココが特徴！

明太マヨの味つけが人気。スパゲティがメインなので糖質が多く、野菜は少量のきゅうりだけなので食物繊維はほぼ摂れません。エビといかも少ないので、たんぱく質を補填する副菜としても弱い一品。

### 食材内容・栄養成分

**スパゲティ・エビ・いか・きゅうり・辛子明太子**

カロリー 195kcal・たんぱく質 7.3g・脂質 9.3g・炭水化物 21.2g（糖質 19.9g・食物繊維 1.3g）・食塩相当量 3.1g

## 食品名に騙されることなく、メインの材料を確認する習慣をつける

　明太子スパゲティにエビといかをトッピングしてサラダ仕立てにしたメニュー。プリプリとした食感を添えるエビといかには、たんぱく質のほかビタミンE、タウリンなどが含まれますが、少量なのでたんぱく質はもっと摂取したいところです。

　ピリッとした辛みがパスタの味を引き立てる明太子にも体によい成分が含まれています。体内の活性酸素を減らし、老化防止や生活習慣病の予防に効果があるビタミンEや、貧血予防に働くビタミンB$_{12}$、神経伝達物質の合成を助け、精神の安定に役立つビタミンB$_6$などに加え、DHAやEPAも含まれるため、血管や血液をきれいにして、中性脂肪を減らす働きもあります。

### 「健康」食生活へのワンポイント

　〝サラダ〟という名がついていますが、副菜といっていい商品です。糖質が多く、野菜はほとんど入っていません。〝ポテトサラダ〟や〝マカロニサラダ〟、〝かぼちゃサラダ〟なども同様に、○○サラダと称していても、糖質ばかりで食物繊維が少ない食品があります。もちろん、それぞれに栄養的よさはありますが、食物繊維の補給目当てにはならないので注意が必要です。食品名をあてにせず、メインの材料をよく確認するようにしましょう。

　肉料理と野菜を使った主菜でそれぞれ量が足りないときなどにこの食品をプラスすると、たんぱく質や食物繊維が補えます。

# たんぱく質、カロリー、糖質ともに摂取できる主菜サラダ！

## チキンのパスタサラダ（セブン-イレブン）

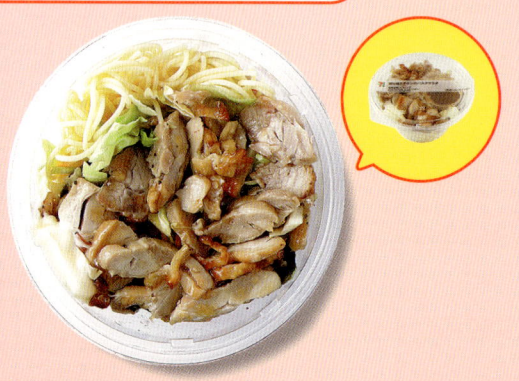

## 野菜スープと合わせて栄養バランスを整える

　照り焼きチキンとキャベツやレタスなどの下にスパゲティが入ったサラダ。鶏肉とスパゲティのボリュームがあるので、サラダというより主菜として食べられているケースも多いようです。たんぱく質、カロリー、糖質ともにまずまず摂取できます。

　野菜はほかにもサニーレタスやにんじんなどが入っていますが、量としては少ないので、野菜スープなどをプラスすると食物繊維が追加できて、全体の栄養バランスが整います。

| 食材内容・栄養成分 | |
|---|---|
| スパゲティ・鶏肉・キャベツ・レタス・サニーレタスなど | カロリー 353kcal・たんぱく質 22.5g・脂質 12.0g・炭水化物 40.9g（糖質 36.7g・食物繊維 4.2g）・食塩相当量 3.9g |

| 26 |

# 揚げ麺が使われているが<br>==カロリーは控えめ。==<br>1食分の野菜量を確保!

## パリパリ麺サラダ（ファミリーマート）

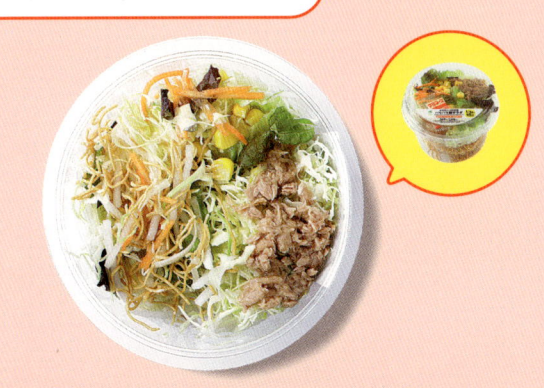

### たんぱく質の不足に注意して組み合わせる

　全粒粉を使用した揚げ中華麺を崩して食べる、食感が楽しいサラダ。揚げ麺を使っていますがカロリーはそれほど高くなく、全粒粉なので食後の血糖値の上昇も緩やかです。

　大根、キャベツ、にんじん、レタスなどの野菜が入っており、1食分の野菜がとれて食物繊維の摂取量は良好。たんぱく質が摂れる鶏肉の主菜と組み合わせたい一品です。添付のマヨネーズやドレッシングの量を控えれば、脂質と塩分の調整ができます。

| 食材内容・栄養成分 | カロリー 283kcal・たんぱく質 7.1g・脂質 17.0g・ |
|---|---|
| キャベツ・大根・サニーレタス・揚げ中華麺・コーンなど | 炭水化物 26.6g（糖質 23.7g・食物繊維 2.9g）・食塩相当量 2.3g |

# 低カロリーで塩分も低いので、プラス一品の優良見本！

## たことブロッコリーバジルサラダ
（セブン-イレブン）

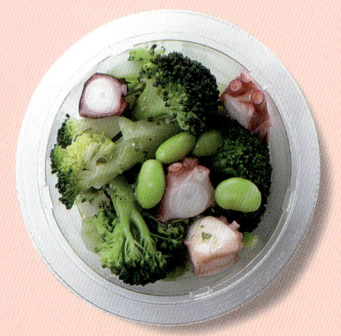
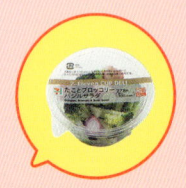

### パスタやサンドイッチに合わせるとGOOD

　バジルソースがおいしく、パスタやサンドイッチなどに合わせるとぴったり。おつまみに加えてもよいでしょう。低カロリーで塩分も低いので、プラス一品におすすめのサラダです。タウリンやビタミンE、ナイアシンに富むたこをはじめ、ビタミン、ミネラルの豊富な野菜が入り、健康効果も期待できます。

　チーズと枝豆が入っているので、たんぱく質も少量ですが摂取できます。余談ですが、たこの栄養が一番とれるのは唐揚げです。

| 食材内容・栄養成分 | |
|---|---|
| たこ・じゃがいも・セロリ・ブロッコリー・枝豆など | カロリー 92kcal・たんぱく質 4.9g・脂質 4.7g・炭水化物 9.0g（糖質 6.1g・食物繊維 2.9g）・食塩相当量 1.2g |

## 28 | 春雨をメイン食材に 5品目がとれて 低カロリー、低糖質！

**春雨サラダ**（ファミリーマート）

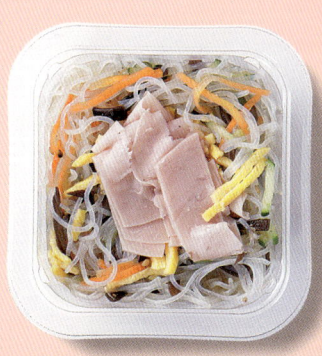

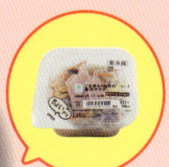

### 筋肉不足になると太りやすい体質に

　ハム、錦糸卵、きゅうり、にんじん、きくらげの5品目が使われています。春雨は緑豆やじゃがいも、さつまいものデンプンが原料で、主食とするなら低カロリー、低糖質なためダイエットに適した食品です。

　ただし、ダイエットなどでこのサラダを主食にした場合、たんぱく質が足りません。筋肉不足になると代謝が悪くなり、かえって太りやすくなります。健康的にやせるためにも、スープや主菜などでたんぱく質を摂取してください。

**食材内容・栄養成分**
**春雨・にんじん・きゅうり・きくらげ・ハムなど**

カロリー 101kcal・たんぱく質 3.2g・脂質 2.4g・炭水化物 18.1g（糖質 15.0g・食物繊維 3.1g）・食塩相当量 2.8g

# 29

## 海藻、葉物野菜、根菜が一度にとれる韓国料理定番のサラダ。副菜として最良！

### わかめのチョレギサラダ（ローソン）

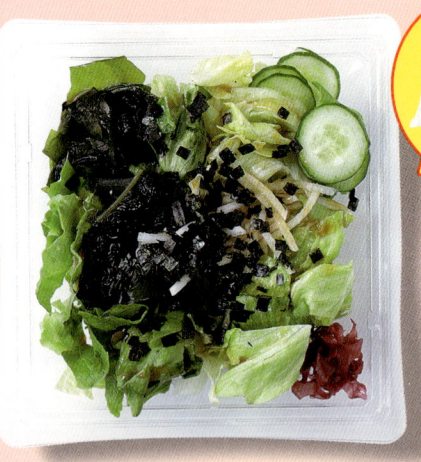
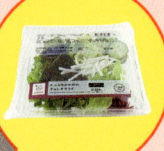

**ココが特徴！**

わかめをメインに葉物野菜や根菜を、ごま油やニンニクの風味が効いたチョレギソースで食べます。食物繊維やビタミン、ミネラルなどの栄養素がバランスよく摂れ、副菜として最良のサラダです。

**食材内容・栄養成分**

**わかめ・レタス・リーフレタス・きゅうり・大根・つのまた・海苔**

カロリー 91kcal・たんぱく質2.5g・脂質5.9g・炭水化物8.1g（糖質 5.6g・食物繊維 2.5g）・食塩相当量 1.15g

## わかめはヨウ素やカルシウムのミネラルが豊富に含まれ、心身を活性化させる

焼き肉店やアジアンレストランなどでは定番のサイドメニュー。「チョレギ」は、「浅漬けキムチ」のような料理を表す韓国の方言「コッチョリ」が変化した言葉といわれています。韓国では「チョレギサラダ」という料理はなく、日本独自の言い方が広まったものです。一般のチョレギサラダには、わかめなどの海藻にレタスやきゅうり、大根などが入っています。

わかめには、ヨウ素やカルシウムなどのミネラルや食物繊維が豊富に含まれ、心身を活性化させたり、血圧の上昇を抑えたりする働きがあります。

ソースに使われるごま油も健康に役立つ成分が含まれています。オレイン酸やリノール酸などの不飽和脂肪酸のほか、ごま特有のセサモリンを含み、コレステロール値を低下させたりします。

### 「健康」食生活へのワンポイント

低カロリーで塩分も低く、食物繊維や多くの栄養が摂れるのでプラス一品の副菜としては最適です。わかめや野菜に含まれる$\beta$-カロテンやビタミンKなどは脂溶性ビタミンなので、ソースのごま油と一緒にとることで吸収率がアップします。

食物繊維の摂取がほぼ期待できないハンバーグ弁当やペペロンチーノなどのパスタと一緒に食べれば、ビタミンやミネラル、食物繊維が補え、バランスのよい食事になります。

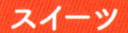

**スイーツ**

# 食べるとき
# は何も気にしないで
# 幸福感を大切に

**和菓子は低カロリーだが、血糖値が上がりやすい。
洋菓子は高脂肪だが、血糖値の上昇は緩やか**

　食べると幸福感が得られるスイーツは、主菜、副菜などの食事とはまったく別の考え方をしてもいい食べ物だと思います。スイーツで注意したい点はカロリーや脂質、糖質です。ただし、スイーツを食べるときは「栄養」のことなど考えず、そのときの幸せを感じたほうが結果、健康的です。

　栄養の話をするなら、油脂を使用しない和菓子は脂質が少なく低カロリー。ただ糖質が多いため、血糖値が上がりやすいです。洋菓子は高脂肪ですが、逆に血糖値の上昇が緩やかです。また、あんこは、小豆の皮も入るつぶあんのほうが食物繊維が摂れます。

# 【シチュエーション別】
# 困ったときに
# おすすめの
# 一品

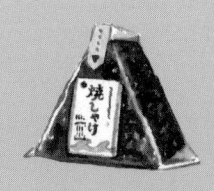
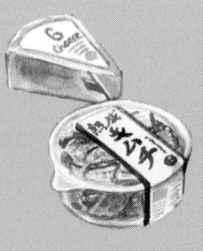
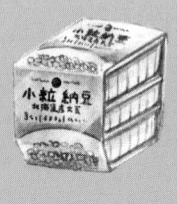

## お悩み 01

# 仕事中の片手間
# （スピード重視）で食事をしたい

··· → スティック食品

たんぱく質
補給

## どんなに仕事を頑張って終わらせても、
## 病気になれば台無し

　仕事などが忙しくて食事の時間がとれないときはままあると思います。そんなときでも、仕事の合間にたんぱく質だけは補給したいもの。たんぱく質が不足すると集中力が低下して、結局は仕事の効率が落ちてしまいます。代謝も落ちるので、最悪、免疫力が低下して病気にでもなったら台無しです。

　74ページで紹介した「スティック食品」だと、良質なたんぱく質が仕事の片手間に補給できます。いろんな味があるのもうれしい点。もちろん、仕事が一段落したら、スープなどで軽食をとってください。

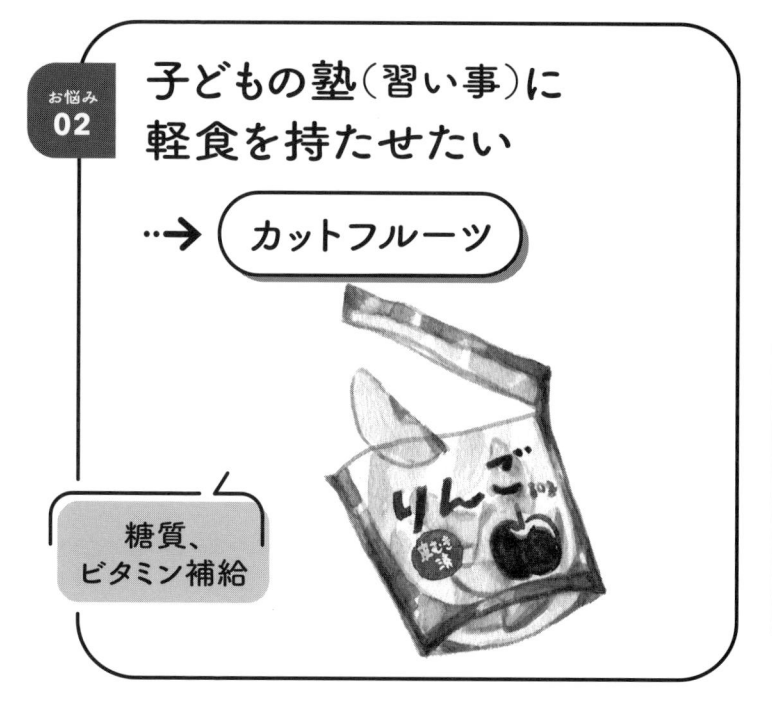

お悩み 02

# 子どもの塾（習い事）に軽食を持たせたい

…→ カットフルーツ

糖質、
ビタミン補給

## 眠気ややる気を失わずに
## 脳の疲れを癒して、リフレッシュ

　子どもの塾や習い事がちょうど食事時間にあたっていたり、遅い時間まであるというときは何か食べるものを持たせたいもの。そんなときにおすすめの一品は、カットフルーツ。もちろん、果物本体でもいいのですが、休み時間などの合間に食べるケースが多いと思うので、カットされたものだと食べやすいでしょう。

　果物の果糖はご飯やパンと違って、食後の血糖値の上昇が緩やかなので眠気を催すことなく、脳にエネルギー補給ができます。ビタミンも豊富なので、風邪などを予防し、子どもの体調を守ってくれます。

# 運動系部活に
# 軽食を持たせたい

…→ おにぎり

エネルギー
（カロリー）補給

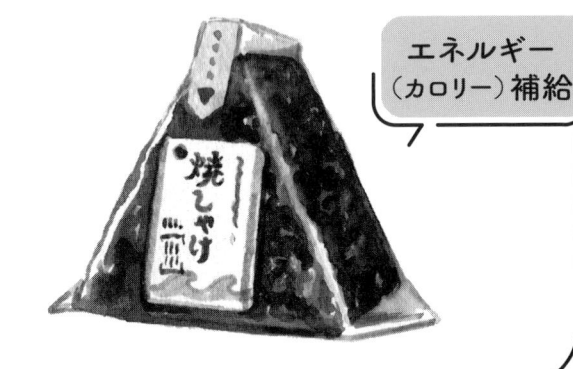

## 体に疲れが残らないようにケア。
## パンでもOKだが若干カロリーは高め

　塾などの頭を使う活動と違って、体を動かす運動系の部活はその前後にエネルギー補給をしておくと疲れがとれやすくなります。摂取してから最も早くエネルギーに変わる糖質を摂りたいところです。

　炭水化物は消化や吸収が早く、食物繊維も含まれるので小腹を満たすことができます。パンよりご飯のほうが若干エネルギー吸収率で勝るため、おにぎりを推奨しましたが、どちらでも好きなほうでいいでしょう。ただし、糖質量（カロリー）は、食パン100gあたり44gと白飯36.8gに比べてパンのほうが高くなります。

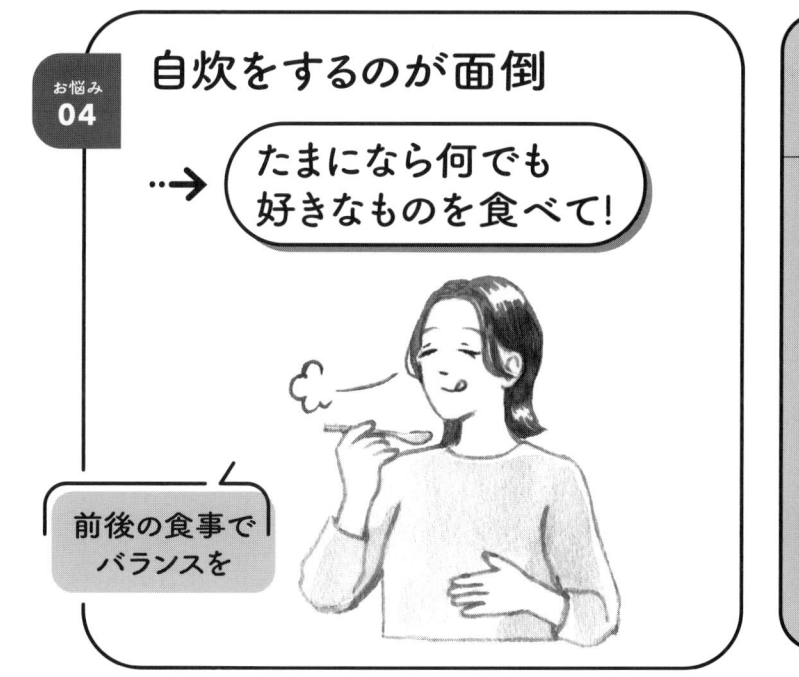

お悩み 04

# 自炊をするのが面倒

··→ たまになら何でも
好きなものを食べて!

前後の食事で
バランスを

## 毎日、食事の支度は大変な仕事。
## 思う存分にリフレッシュ

「今日は自炊をしたくない!」という理由でコンビニ食を利用するときは、リフレッシュ（ストレス解消）の意味合いでも自分の好きなものをここぞとばかりに食べてください。「栄養」はバランスなので、次の食事で足りていない栄養を摂ればいいのです。

ただし、コンビニを朝、昼、晩と利用しがちな人は、また別です。好きな食品プラス、それに足りない栄養が入った副菜を組み合わせましょう。いまはどのコンビニでも、小さめの副菜の品数が多くなっています。どちらの場合も、食べすぎにはご注意ください。

# お腹が空いて集中できない

…→ 糖質オフダイエットなら**ソイジョイ**
エネルギーオフなら**プロテイン系の**
**栄養補助食品**

糖質、
カロリーカット

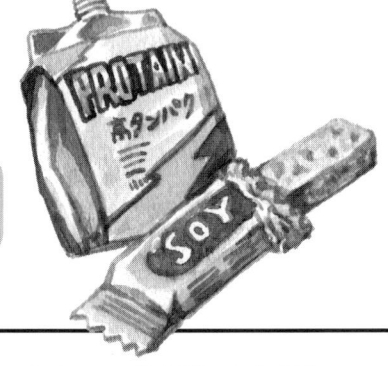

## 食事制限中でもたんぱく質は必要。
## 補給食品はダイエット法によって変える

　現在、食事制限によるダイエットは、糖質制限かカロ
リー（エネルギー）カットの2通りが主流になっています。
いくらダイエット中とはいえ、たんぱく質が不足するの
は危険。空腹を我慢することなく、ダイエットに差し支
えのないものをお腹に入れましょう。

　糖質制限なら、ソイジョイ（大塚製薬）のような小麦粉
を使用せず、大豆素材の栄養補助食品でたんぱく質を摂
ります。カロリー制限をしている場合は、効率よくたん
ぱく質が補給できるプロテイン系の栄養補助食品が適し
ています。

お悩み
**06**

# お酒のつまみにするなら

...→ 枝豆、チーカマ

たんぱく質
補給

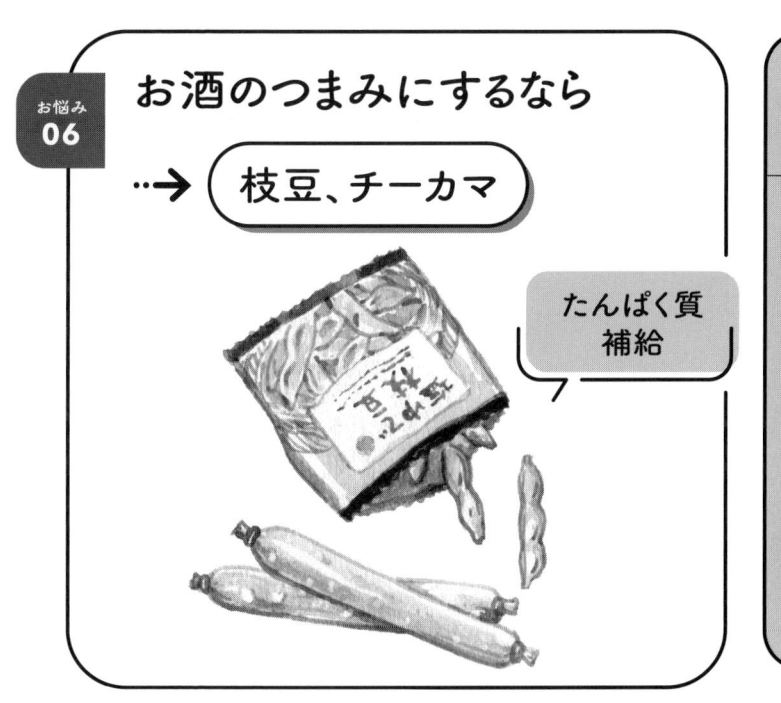

## アルコールにより筋肉形成が阻害されるので、たんぱく質が豊富なおつまみが必要

　アルコールにはたんぱく質の分解を促進する作用があり、筋肉の合成を阻害する働きがあります。それを防ぐためにも、飲酒時は多くのたんぱく質を摂取する必要があります。枝豆はたんぱく質が豊富なうえ、アルコールを分解して肝臓の負担をやわらげる効果のあるビタミン$B_1$やメチオニンが含まれています。またビタミンCも豊富で、二日酔いの原因となるアセトアルデヒドの分解をサポートしてくれます。

　同様に、たんぱく質が豊富なチーズとかまぼこの2食品を合わせたチーカマも優良おつまみです。

# 朝起きられずに
# 朝食を抜きがち

…→ グラノーラ

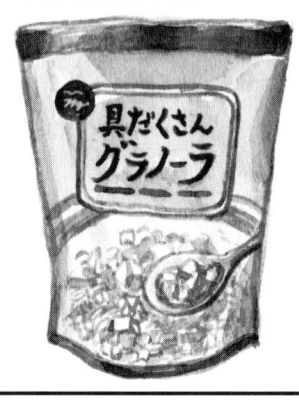

食物繊維
補給

## 朝の栄養摂取は体にとって大切。
## 女性が悩みがちな便秘も解消！

　グラノーラとはシリアルの一種で、麦やナッツなどの穀物をシロップでからめて甘く焼き上げたもの。ドライフルーツが入っているものもあり、いろんな種類がコンビニやスーパーで売られています。

　眠気が残り、忙しい朝の「1分」は貴重。グラノーラなら調理なしでそのまま食べられるうえ、食物繊維やビタミンを豊富に摂取できます。腸内環境を改善する効果があり、便秘解消にも役立ちます。さらに牛乳をかけて食べれば、不足しがちなカルシウムを朝から補給できます。朝食は一日の体内リズムを整えるうえでも大切です。

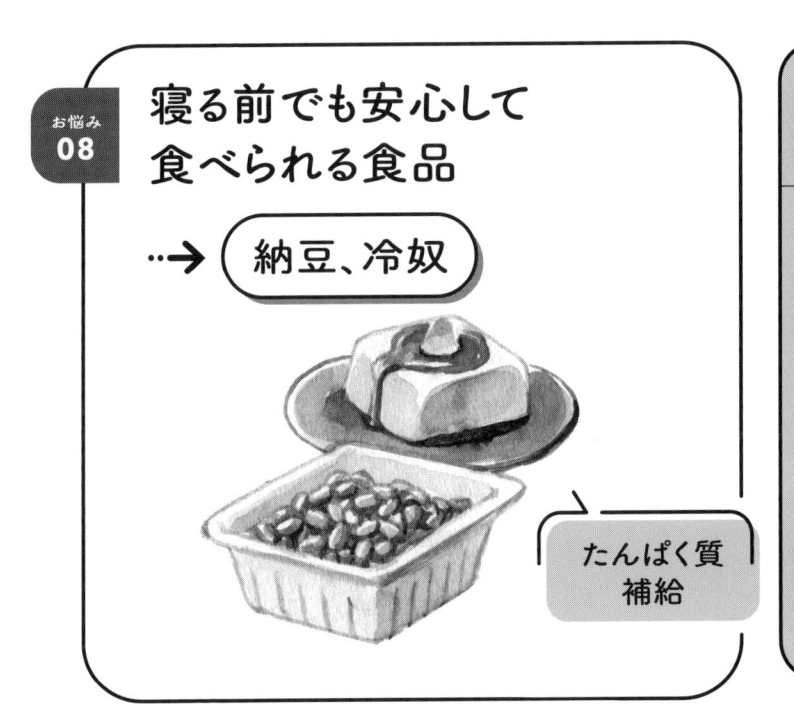

お悩み
08

寝る前でも安心して
食べられる食品

…→ 納豆、冷奴

たんぱく質
補給

## 少量でも多種の栄養がとれる、
## たんぱく質が豊富な食品を選択

　夜中や就寝中は日中に比べて代謝が落ちるため、摂取したエネルギーが消費されずに脂肪として蓄積されます。仕事が遅くなったりして、夜遅い時間にしか夕食がとれないという人は、無敵の健康食品「納豆」を頼りにしましょう。少量でも多種の栄養が摂れます。

　冷奴（豆腐）も納豆よりは全体の栄養価は落ちるものの、優良栄養食品です。カロリーは納豆より低いので、「太りにくさ」の点では勝っています。いずれにしろ、寝る前の食事は必要最低限の栄養摂取にとどめて、次の日の朝食をしっかり食べるのが健康的には正解です。

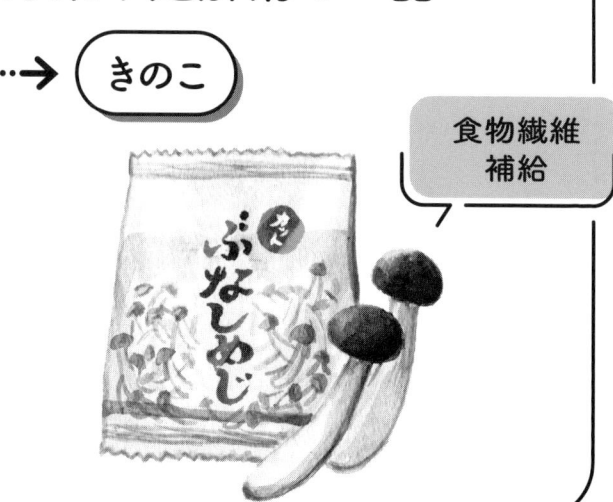

# 野菜嫌いな人への
# 野菜不足解消の一品

…→ きのこ

食物繊維
補給

## 野菜に負けない食物繊維を含み、ビタミン、ミネラル類も豊富

　野菜が嫌いな人に、かわりの食材で栄養不足を補いたいという場合は、きのこが使われている食品で代用するといいでしょう。きのこは野菜に負けない食物繊維を含んだ食材で、ビタミン、ミネラル類も豊富です。なめこなどが入ったきのこのみそ汁でしたら、子どもでも食べやすいと思います。

　簡単に代用するなら野菜ジュースという選択もあります。ただし、ビタミン類は補えますが、食物繊維はそれほど多くの量を摂取できません。毎日飲むなら、カロリーや糖分の摂りすぎも気になる点です。

<table>
<tr><td>お悩み 10</td><td></td></tr>
</table>

# 感染症予防に免疫力を高めたい

…→ チーズ、キムチ

善玉菌
補給

## 風邪など感染症を遠ざけるには
## 腸内の環境を整えることが大事

　チーズやキムチは発酵食品であり、乳酸菌やビフィズス菌など腸内の環境を改善する善玉菌を豊富に含んでいます。腸は免疫を司る臓器であり、腸内環境が整うことで免疫力が向上して感染症を予防します。

　チーズはビタミンA、ビタミンD、ビタミンB群やカルシウムなど、免疫機能に作用する栄養素が豊富。キムチにもビタミンA、C、Eなどの抗酸化物質が多く含まれており、免疫系の健康をサポートします。ただし、発酵食品ばかりをとっていれば免疫力が高まるわけではなく、基本はバランスのよい栄養摂取をすることです。

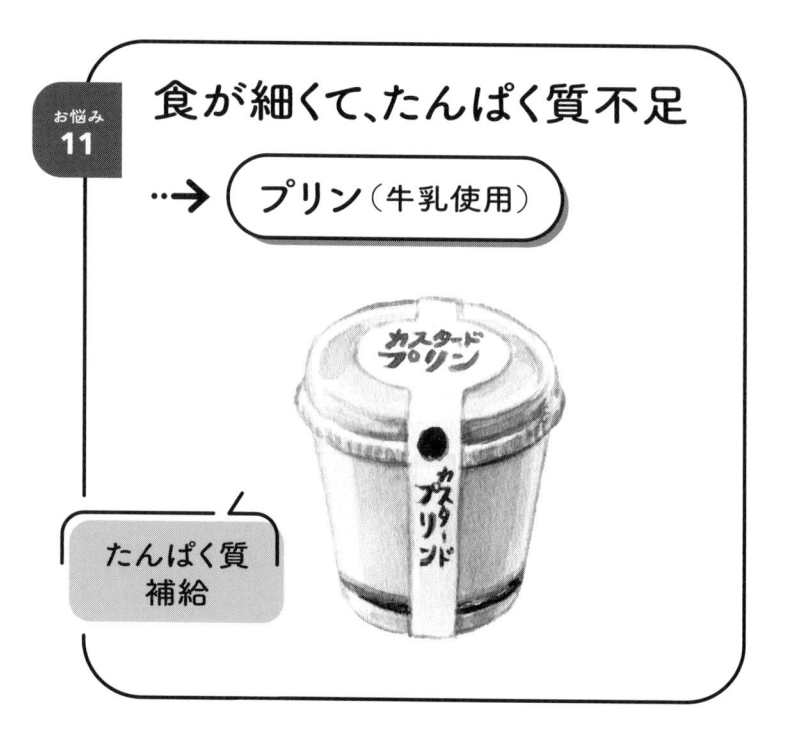

# 食が細くて、たんぱく質不足

…→ プリン（牛乳使用）

たんぱく質
補給

## 甘いデザートであれば、
## 少食の人でもプラス一品になりやすい

　どんなに食べてもなかなか体重が増えない、1人分の
量の食事が食べられないという悩みを持つ人がいます。
そんな方におすすめなのが、プリンです。ただし、卵と
牛乳が材料にしっかりと含まれているものに限ります。

　プリンだとのどごしがよく、スイーツのため、食が細
い人でも無理なく食べられると思います。脂質や糖質も
摂れるので、少量でもエネルギー補給になります。牛乳
には必須アミノ酸をバランスよく含んだたんぱく質が豊
富。骨を丈夫にするカルシウムが摂取できるのもうれし
い点です。

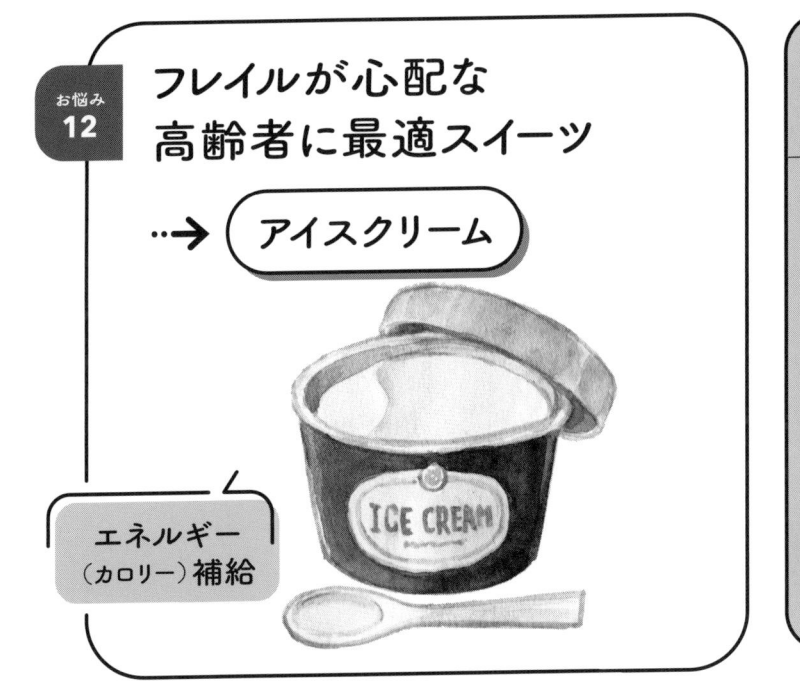

お悩み 12

## フレイルが心配な 高齢者に最適スイーツ

…→ アイスクリーム

エネルギー （カロリー）補給

ICE CREAM

## 身体機能が弱くなっている高齢者などは 高カロリーな食事を心がける

　年をとって身体機能が弱くなった状態を「フレイル」といいます。体重の減少が著しい、疲れやすい、歩くのが遅いなどの特徴が見られます。そのような身体状況である人は、カロリー（エネルギー量）などは1日の摂取量内に収めるより、むしろ高カロリーな食品をとることを推奨します。ダイエット中の人が避けたい食品すべてが、反対に強い味方になります。

　冷たくて食が進みやすいアイスクリームはおすすめ。ラクトアイスより高級アイスクリームのほうが高カロリー、高たんぱくになります。

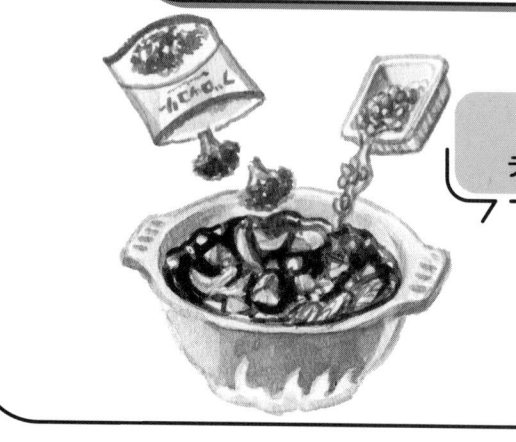

お悩み
13

# カレーを作りすぎた人は

→ 納豆、冷凍ブロッコリーを加える

栄養
チェンジ

## 2日目以降のカレーに具材を足して、味と栄養をパワーアップ

「多く作ったほうがおいしいから」という理由でついつい大量に作りがちなカレー。そうなると食卓に何日かカレーが続く家庭も多いのでは。カレー自体はそれほど栄養に優れたメニューではないので（35ページ）、栄養補填につながる「味変」のおすすめです。

力を借りるのは最強野菜のブロッコリーと無敵の健康食品・納豆です。それぞれ単品の追加でもよいですし、両方を一度に加えてもよいでしょう。ブロッコリーによって食感が変わり、納豆がカレーにコクを加えます。もちろん、各栄養価もぐっと上がります。

お悩み **14**

# 夏バテで食欲がない

…→ カレー

スパイス
補給

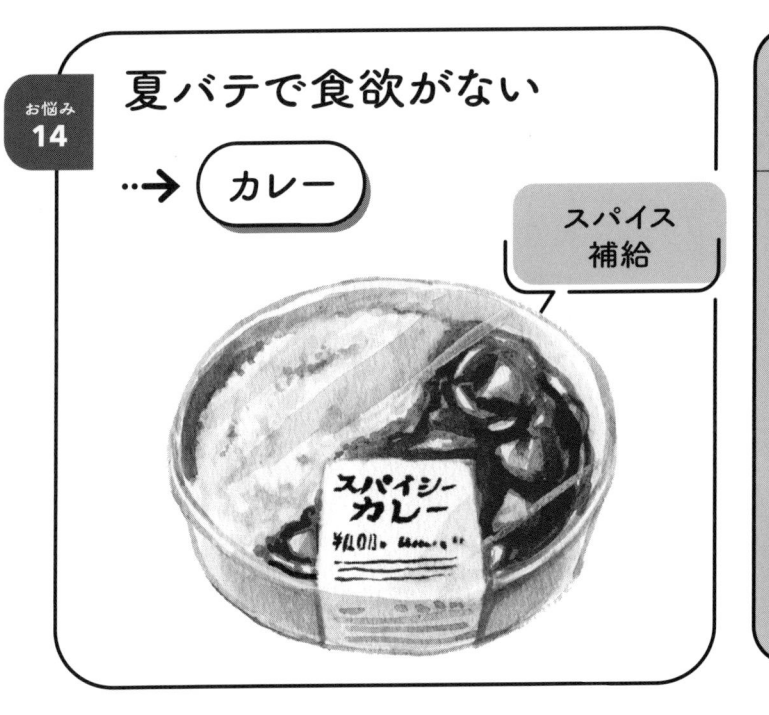

## 暑い国の「国民食」には理由がある！
## スパイスが消化を助け、食欲を促進する

　夏の酷暑で体力が落ちる「夏バテ」ですが、その原因はいくつかあります。冷房の効きすぎで、「冷え」による体力低下。水分の摂りすぎからくる胃腸の働きの低下などです。夏に辛い食べ物がすすめられるのは、スパイスがこの弱った胃腸を活発にするから。

　とくにカレーのスパイス（クミン、ターメリック、コリアンダーなど）には、消化を助けたり、食欲を促進する働きがあります。また、スパイスには発汗を促す作用があり、汗をかくことで体温が下がり、夏の暑さによるだるさをやわらげることができます。

# 体を中から温めてくれる一品は

…→ 麻婆豆腐

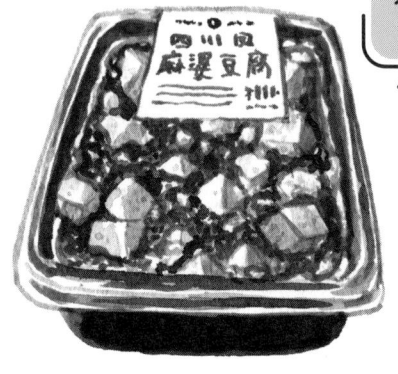

カプサイシン補給

## 花椒ととうがらしの辛さで体温上昇。筋肉増量で体質改善の効果も

　冷え症に悩む人にとって、とうがらしなどが使われた辛い食べ物は血流を促進して全身の体温を上げてくれます。辛い食べ物もいろいろありますが、ここでは麻婆豆腐をおすすめ。花椒の辛さと豆板醤やとうがらしの辛さのふたつが体を温めてくれます。

　使われている食材も豆腐と肉がメインで、高たんぱく・低糖質なため、筋肉の増量にも適した食品。代謝を向上して、「冷え」の体質改善が期待できます。そのほか、とうがらしに含まれるカプサイシンは脂肪の燃焼を促進して、ダイエット効果もあります。

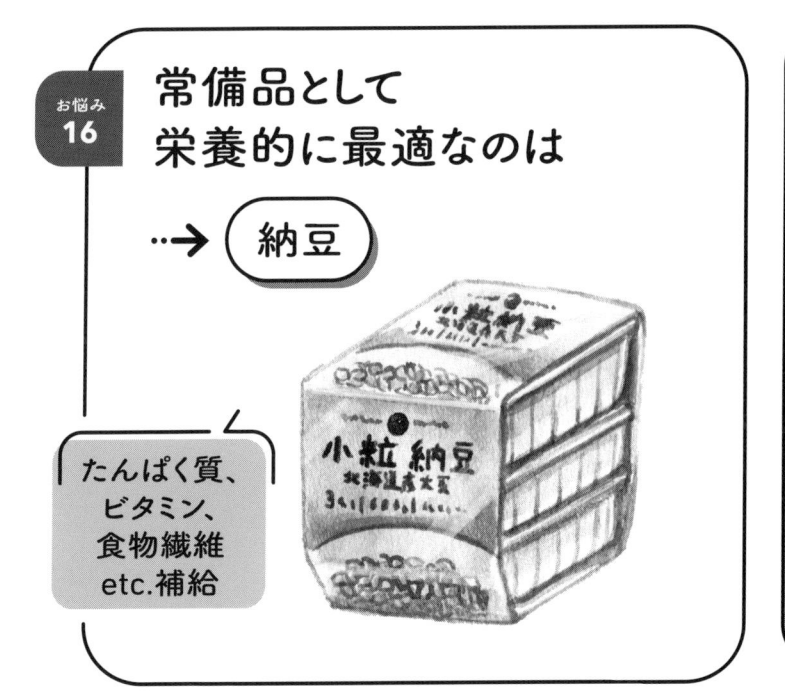

お悩み 16

# 常備品として 栄養的に最適なのは

…→ 納豆

たんぱく質、 ビタミン、 食物繊維 etc.補給

## いろんなシーンで役立つ栄養優秀食品。 災害時の保存食には栄養補助食品を常備

64ページで解説したとおり、納豆は5大栄養素＋食物繊維がすべて含まれている栄養優秀食品です。常備しておけば、いろんなシーンで役立ちます。

賞味期限はありますが、これはおいしく食べられる期間のこと。発酵食品のため、ある程度賞味期限が過ぎていてもお腹を壊したりすることはまずありません。ただ、いくら賞味期限が長いとはいえ、災害時などの保存食としてはおすすめしません。定期的に食して、新しいものに入れ替えましょう。災害時の保存食は賞味期限が数年単位でも問題ない、栄養補助食品が適しています。

# 二日酔いのときは

...→ 豆腐のみそ汁

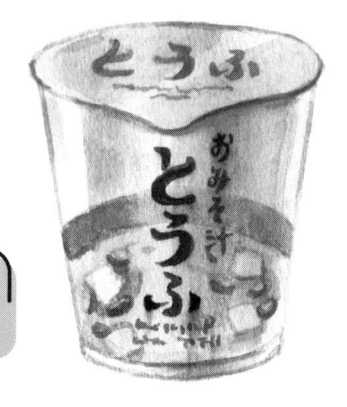

たんぱく質
補給

## 飲みすぎた次の日の朝は、アルコールで
## 分解されたたんぱく質を補給する必要あり

　二日酔いに「しじみ汁」は定番ですが、これはしじみの
オルニチンが肝臓にあるアルコール分解を助けてくれる
ため。ただ、二日酔いを起こしているときは肝臓にはも
うアルコールはないので、時すでに遅しなのです。正確
には、しじみ汁は二日酔い防止に最適といえます。

　アルコールはたんぱく質を分解する作用があるので、
次の日の朝はたんぱく質を補給する必要があります。そ
のため、「豆腐のみそ汁」などのほうがよいといえます。
みそに含まれるナトリウムやカリウムが、二日酔いの症
状を緩和してくれます。

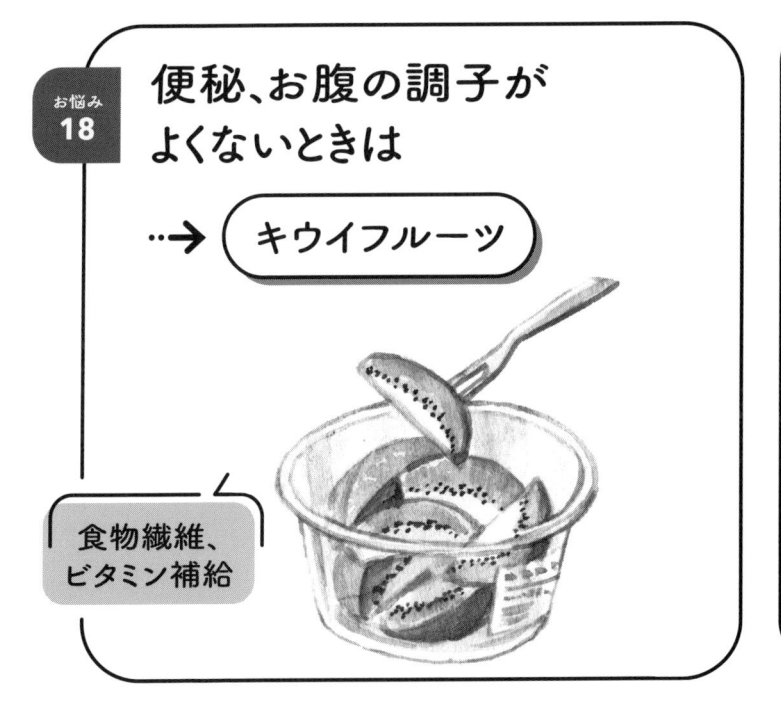

お悩み 18

# 便秘、お腹の調子が よくないときは

…→ キウイフルーツ

食物繊維、 ビタミン補給

## 果物ではトップクラスの栄養価。 体内の老廃物を排出して、お腹を整える

栄養価の点から見ると、トップクラスの野菜の代表がブロッコリーなら、果物ではキウイフルーツが挙げられます。ビタミンC、Eなど多種のビタミン、ミネラルが豊富で、食物繊維も多いので腸内環境を整えてお腹の調子をよくしてくれます。また、カリウムも多く含まれており、体内の老廃物を排出する作用があります。

コンビニでは期間限定でキウイのカットフルーツが販売されていたりします。スーパーなどでは、いまや通年販売されているところも多いので、朝食や夕食のデザートにするとよいでしょう。

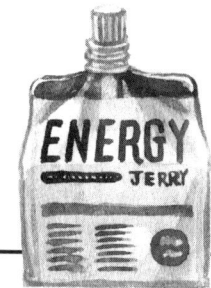

**栄養補助食品**

# 多忙な人や
# 栄養不足の人は
# 積極的に利用したい

**ゼリー飲料、シリアルバー、栄養剤など、
その形態や摂取できる栄養は多岐にわたる**

　1日に必要な栄養素を食事から摂れないときや、食生活が乱れているときの栄養補給に便利なのが栄養補助食品です。

　栄養補助食品にはゼリー飲料やシリアルバーから、サプリメントのような栄養剤まで、その形態や摂取できる栄養はさまざまです。「栄養は食事から摂るもの」という考えもありますが、いまはこれほど多くの各種栄養がピンポイントかつ手軽に摂れるので、多忙な人や食事が偏っている人は大いに活用すべきです。最近では、主食となる完全栄養のパンや、カップラーメンにも「完全栄養食」と謳う商品が登場しています。

好きなものを食べて、
<sub>なおかつ</sub>
健康になる

## コンビニ
## 活用法

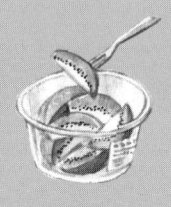 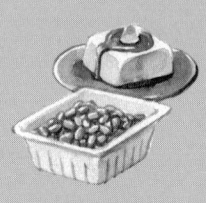 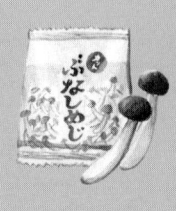

# 栄養の基本を知っておく「5大栄養素」

　食品に含まれる栄養素の中で、人が健康的に生きていくうえで体に欠かせないものとして「5大栄養素」があります。

　5大栄養素とは「たんぱく質」「炭水化物（糖質）」「脂質」「ビタミン」「ミネラル」のことを指し、おもに「体をつくる」「体の調子を整える」「エネルギーをつくる」など3つの役割があります。5大栄養素のそれぞれの働きを知っておけば、毎日の「食事」の大切さがさらに理解できると思います。

## たんぱく質

　たんぱく質は体をつくる主成分であり、エネルギー源としても重要な栄養素です。アミノ酸が多数連なってできており、食べ物から摂取されたたんぱく質は、胃と腸でアミノ酸に分解されてから体内に取り込まれます。

　体の各組織に運ばれたアミノ酸はそれぞれの組織に適合したたんぱく質に再合成されて、筋肉や臓器、皮膚、爪、髪、血液などをつくる材料となったり、エネルギー源として使われたりします。

　たんぱく質は体をつくるだけでなく、体内で行われる化学反応に必要な酵素やホルモンの材料にもなり、代謝

や体の機能を調整したりします。また、分解されたアミノ酸はドーパミン、アドレナリンといった脳内の神経伝達物質や、コレステロール、リン脂質とともにリポたんぱく質となり、栄養素を運搬する役割も果たしています。

たんぱく質を構成するアミノ酸は20種類で、そのうち体内で合成できない9種類を「必須アミノ酸」と呼び、それ以外の11種類を「非必須アミノ酸」と呼んでいます。

必須アミノ酸は食事から摂らなければならないもので、これを適切な割合で含んだものが「良質なたんぱく質」といわれています。代表的な食品は卵や牛乳です。

人体のたんぱく質を構成するのに必要なアミノ酸は20種類ですが、自然界には数百種類のアミノ酸が存在しています。これらの中には体に有効な働きをもつ機能性成分があり、血圧やコレステロールをコントロールするタウリンや、関節の痛みをやわらげるグルコサミンなどが挙げられます。タウリンはあさり、しじみ、タコ、いかなどの魚介類に、グルコサミンはカニやエビなどの甲殻類に多く含まれています。

## 炭水化物（糖質）

炭水化物は糖質と食物繊維に分類されます。食物繊維は吸収率が低く、エネルギー源にはなりません。一方の糖質は体内ですぐに吸収され、重要なエネルギー源として利用されます。糖質1gは4kcalのエネルギーになり、糖質が分解されてできるブドウ糖は全エネルギーの60％程度を提供しています。同じエネルギー源となる脂質

に比べて分解・吸収が早く、すぐにエネルギーになることが特徴です。

　糖質は化学構造の違いから単糖類、少糖類、多糖類に分類され、いずれも体内に取り込まれると単糖類のブドウ糖（グルコース）や果糖に分解されて、血液を通して各細胞に運ばれエネルギーとして利用されます。

　過剰に摂取したブドウ糖は中性脂肪となって、全身の脂肪組織に運ばれ体脂肪として貯蔵されます。そのため糖質を摂りすぎると肝臓や脂肪組織に脂肪がたまり、脂肪肝や肥満につながり、生活習慣病の要因にもなります。とくに砂糖や果物に多く含まれる果糖は、脂肪になりやすいので注意が必要です。

　一方、脳や赤血球で使われるエネルギー源はブドウ糖だけなので、糖質が不足すると思考力が低下したり、疲れや筋肉の減少を招くことになります。

　糖質が体内でエネルギーに変わるためには、ビタミン$B_1$が必要です。ビタミン$B_1$が不足すると、疲労物質がたまりやすくなって疲れの原因になります。ビタミン$B_1$は穀物の外皮や胚芽に多く含まれるので、精製度の低い玄米や胚芽米などの穀物を食べることで補えます。また、豚肉にも多く含まれています。

## 脂質

　脂質は食品の油（脂）のことで、その働きのひとつが体を動かすエネルギーになることです。糖質やたんぱく質が1g当たり4kcalのエネルギーをもつのに対し、1g＝

9kcalと、2倍以上のエネルギーをもっています。その
ほか、細胞膜を構成する成分となり、エネルギーを貯蔵
する役割を果たしています。また、脳や神経の細胞の構
成成分、ホルモン合成の材料にも使われます。

　体内に存在する脂質は、中性脂肪、脂肪酸、コレステ
ロール、リン脂質の4つです。このうち食品に含まれる
脂質の多くは中性脂肪で、植物性の油や動物性の脂など
に含まれています。

　脂肪酸は中性脂肪の成分であり、エネルギーとして利
用されます。その構造によって飽和脂肪酸、一価不飽和
脂肪酸、多価不飽和脂肪酸に分類されます。飽和脂肪酸
は肉類やバターなどの乳製品に多く、摂りすぎると中性
脂肪やコレステロールが増えます。一価不飽和脂肪酸は
オリーブ油やなたね油に多く、血中のコレステロールを
低下させる作用があります。多価不飽和脂肪酸はn-6系、
n-3系に分類され、青魚などに含まれるDHAやEPAは
n-3系に属します。n-3系、n-6系の脂肪酸のうち、リノ
ール酸やα-リノレン酸などは体内で合成されないか、
または必要量が合成されないため食物から摂る必要があ
り、必須脂肪酸と呼ばれています。

　健康を維持するためには、脂質を過不足なく摂るだけ
でなく、脂肪酸の働きを考え、バランスよく食べること
が大切です。

### ビタミン

　たんぱく質や糖質、脂質までが「3大栄養素」と呼ば

れます。残るふたつのうちのひとつのビタミンはエネルギー源や体の構成成分にはなりませんが、体の機能を正常に維持するために欠かせない栄養素です。

　多くのビタミンは、3大栄養素の代謝に必要な酵素を助ける補酵素の成分となって、3大栄養素の働きをサポートしています。また、血管や粘膜、皮膚、骨などの健康を保ち、新陳代謝を促す働きにも関わっています。

　ビタミンの必要量は微量ですが、生命に必須な働きをしています。体内では合成されないか、合成されても必要量にならないため、食物から必ず摂取しなければなりません。不足すると、体の機能を維持することができなくなり、倦怠感や頭痛、めまいなどの各ビタミン特有の欠乏症が現れます。

　ビタミンは機能によって分類され、人に必須なものとして13種類が認められています。

　これらの13種類は化学的な性質から、脂溶性ビタミンと水溶性ビタミンに分類されます。

　脂溶性ビタミンは、水に溶けにくく、油脂やアルコールに溶けやすい性質をもちます。ビタミンA、D、E、Kがこれに当たります。肝臓に蓄積されるため、摂りすぎると頭痛や吐き気などの過剰症につながります。

　水溶性ビタミンは、水に溶けやすく、油脂には溶けにくい性質をもちます。ビタミンB群（$B_1$、$B_2$、ナイアシン、$B_6$、$B_{12}$、葉酸、パントテン酸、ビオチン）とビタミンCの9種類です。たくさん摂っても体内に蓄積されずに排出されてしまうので、毎日の食事から定期的に摂取する必要があります。

## ミネラル

　人の体の96％は酸素、炭素、水素、窒素の4元素からできていますが、残り4％に当たる元素すべてをミネラルと呼んでいます。

　このうち人が健康を維持するために必要不可欠なものが「必須ミネラル」で、16種類が知られています。体内に比較的多いミネラルを多量（主要）ミネラルといい、それ以外を微量ミネラルといっています。多量ミネラルは1日の摂取推奨量が100mg以上のミネラルで、7種類（カルシウム、リン、カリウム、イオウ、塩素、ナトリウム、マグネシウム）あります。微量ミネラルは1日の摂取推奨量が100mg以下のミネラルで、9種類（鉄、亜鉛、銅、ヨウ素、マンガン、セレン、モリブデン、コバルト、クロム）になっています。

　カルシウムやリン、マグネシウムなどは骨や歯など体の組織をつくります。ナトリウム、カリウム、リンなどは体液に溶けて浸透圧の調整や神経の伝達に働きます。マグネシウム、マンガン、銅、亜鉛などは酵素の成分となって代謝を進める働きをしています。

　ミネラルは体内で合成することができないため、食事から摂るのが必須です。不足するとさまざまな不調が現れ、鉄欠乏性貧血、甲状腺腫、味覚障害などの欠乏症を引き起こします。過剰に摂取しても高カルシウム血症や高血圧などを招いて、健康に害を及ぼします。生活習慣病予防の点からも適量の摂取が望まれます。

# 食物繊維は
# 栄養に含まれる？

　食物繊維は体内で消化できない難消化性成分の総称で、おもに植物の細胞壁に含まれています。

　以前は栄養効果のない食べ物のカスとして評価されていませんでしたが、1970年代に食物繊維の摂取が少ない人は大腸がんのリスクが高いという説が発表されてから研究が進み、最近では腸内細菌による分解・発酵を経てエネルギー源になったり、短鎖脂肪酸に変化してさまざまな生理作用をもたらしたりなど、その健康機能が明らかにされ、第6の栄養素と認識されるようになりました。

## 不溶性と水溶性に分類。
## 便秘や生活習慣病を予防する

　食物繊維には多くの種類がありますが、水に溶けない不溶性食物繊維と、水に溶ける水溶性食物繊維に分類され、それぞれ異なる生理作用があります。

**・不溶性食物繊維**

　大腸で水分を吸収して便のかさを増やします。便のかさが増えることで腸壁が刺激されてぜん動運動が促されるため排便がスムーズになり、便秘解消につながります。便が早く排泄されることにより、腸内が有害物質にさらされる時間を短くする効果もあります。

　不溶性食物繊維には、グルカン、リグニン、セルロースなどの種類があり、干ししいたけやきくらげ、しめじ、豆、ごぼう、玄米、大豆などに多く含まれています。

・**水溶性食物繊維**

　粘度が高いため一緒に食べたものと混ざってゲル状になり、小腸へゆっくり送られます。消化に時間がかかるので血糖値の急激な上昇を抑えます。

　また、余分なコレステロールや有害物質、コレステロールの原料となる胆汁酸に吸着して排出を促す作用があり、糖尿病や動脈硬化、高血圧、脂質異常症などの生活習慣病を予防します。

　水溶性食物繊維には、ペクチン、アルギン酸、グルコマンナン、イヌリン、$\beta$-グルカン、フコイダンなどがあり、りんご、昆布、わかめ、こんにゃく、大根、ごぼう、きのこ類、大麦などに多く含まれています。

## 善玉菌が増え、腸内環境を改善。
## サプリメントでの過剰摂取は要注意

　大腸には約100兆個の腸内細菌がすみついており、そのうち乳酸菌などの善玉菌は食物繊維を分解して増殖します。このため食物繊維を摂ることで腸内の善玉菌が増え、腸内環境を改善することができます。

　食物繊維は食品から摂る限り、過剰症の心配はありません。しかし、サプリメントなどで単一の食物繊維を多量に摂ると下痢を起こすことがあります。一方で不足すると、便秘のほか腸内環境の悪化により、発がんのリスクが高まります。

# 1日に必要なエネルギー量、推定エネルギー必要量とは

　健康を維持改善するためには、年齢や性別、体格、活動量に合ったエネルギーを過不足なく摂取することが大切です。

　やせたいあまりに摂取するエネルギーを抑えすぎれば低栄養になり、さまざまな不調を引き起こすリスクが高まります。一方で、毎食の食事量が多すぎたり間食をしすぎたりしてエネルギーが過剰になれば肥満を招き、生活習慣病をはじめとした病気の引き金にもなります。

　摂取エネルギーの「適量」は一人ひとり違います。自分に合った適量をしっかり自覚しておきましょう。

## やせすぎたり、太りすぎたりせずに過不足なくエネルギーを摂取

　それぞれの人の1日に必要なエネルギーを推測した値を「推定エネルギー必要量」といいます。推定エネルギー必要量は下記の式で求められます。

> **推定エネルギー必要量（kcal/日）
> ＝基礎代謝量（kcal/日）×身体活動レベル**

　基礎代謝量は性別と年齢で、次のように分類されます。

・30～49歳　男性1530kcal／女性1160kcal

・50～64歳　男性1480kcal／女性1110kcal

・65～74歳　男性1400kcal／女性1080kcal

・75以上　　男性1280kcal／女性1010kcal

　身体活動レベルとは、日常生活における活動のレベルを数値化したもので、下記の3つに分類されます。

### 身体活動レベルの目安

| 身体活動レベル | 目安 |
| --- | --- |
| 低い（数値1.5） | 一日のうちのほとんどを座っている |
| 普通（数値1.7） | デスクワークが中心だが、歩いたり階段を使うことがある |
| 高い（数値2.0） | 立ち仕事や体を動かす仕事、または運動習慣がある |

　たとえば、40歳の女性で身体活動レベルが「普通」だった場合、「1160×1.7」で推定エネルギー必要量は1972（kcal/日）になります。この数値を目安に、過不足なくエネルギー（カロリー）を摂れば健康的な体型が維持できるというわけです。

　体重をコントロールする際には、自分の体重が多いのか少ないのかを把握しておくことが大事です。指標となるのがBMIで、次の計算式で求められます。

$$BMI＝体重_{(kg)}÷身長_{(m)}÷身長_{(m)}$$

　18.5未満が「やせ」、18.5～25.0未満は「標準」、25.0以上は肥満と判定されます。

# 要点をおさえた「食品表示ラベル」の見方

　食品を選ぶときに、価格や消費期限などと一緒に食品表示をチェックしてみましょう。その食品がどんな材料で作られ、どんな栄養成分が摂取できるのかを知ることは、栄養バランスを整える第一歩となります。

　食品の容器や包装フィルムなどに記載されている食品表示は、私たちが適切に食品を選び、健康的な食生活を送れるようにするために、食品についての情報を提供しているものです。

## 原材料、原産地、栄養成分などの表示は「食品表示法」で義務づけられている

　「食品表示法」では、消費者が安全性を確認し、安心して食品を購入することができるように、次の項目の表示が義務づけられています。

| 名称　原材料　添加物・アレルゲン　原料原産地名 |
| --- |
| 保存方法　消費・賞味期限　事業者　栄養成分 |

　原材料名は、表示される順番にルールが設けられており、重量の多いものから並んでいます。たとえば、そばやうどん、中華そばなどでは、つゆやスープが最初に記載されているはずです。

　また「食品表示法」では、食物アレルギーについても

表示することが義務づけられています。とくに症状が重く出たり、患者数が多くアレルギーの原因となることがわかっている品目は次のとおりです。

| 必ず表示することになっている8品目 |
| --- |
| エビ　カニ　くるみ　小麦　そば　卵　乳成分　落花生（ピーナッツ） |

| 表示が推奨されている20品目 |
| --- |
| アーモンド　あわび　いか　いくら　オレンジ　カシューナッツ キウイフルーツ　牛肉　ごま　鮭　さば　大豆　鶏肉　バナナ　豚肉 マカダミアナッツ　もも　やまいも　りんご　ゼラチン |

　重度のアレルギーではなくても、自分に食物アレルギーがあるかどうかを、医療機関で確認しておくことは大事です。

## カロリー以外の数値も要確認。数値からさまざまな情報が得られる

　栄養成分の表示は、1食分あるいは1包装当たりの成分値（推定値）が表示され、熱量（エネルギー）、たんぱく質、脂質、炭水化物（糖質/食物繊維）、食塩相当量についての数値が記されています。

　食塩相当量については、以前はナトリウム表記だったため、計算しないと塩分量が把握できませんでしたが、「食塩相当量」の表示が義務化され、含まれている塩分量が正確に把握できるようになりました。

　熱量（エネルギー）は気になるけどそれ以外はあまり見ていないという人は、たんぱく質と食塩相当量、食物繊維の量は確認することをおすすめします。たんぱく質量が少なくてエネルギーが高い食品は、そのぶん脂質や糖質が多いということになります。

# バランスのよい、理想の組み合わせの食品

　お弁当や総菜で理想の栄養を得るには、どのような食品を選び、組み合わせたらよいのでしょうか。年齢や健康状態、活動量によっても違ってきますが、基本的な考え方としては「主食・主菜・副菜」など1食の品数を増やすことです。炭水化物（糖質）、脂質、たんぱく質、ビタミン、ミネラル、食物繊維の6大栄養素を偏りなく摂れる食事が理想といえます。一品のメニューでこれらが揃っている食品はほぼありません。それは自炊であれ、外食、中食のどれも同じです。

## 食品を組み合わせて「主食」「主菜」「副菜」で食事を整える

　主食・主菜・副菜を揃えることで自然とバランスが整います。

・**主食**

　体や脳のエネルギー源になる炭水化物（糖質）を摂取できる食品で、ご飯、パン、そば、うどん、パスタなどがあります。

・**主菜**

　筋肉や血液をつくるもとになるたんぱく質や、効率のよいエネルギー源として働く脂質を摂取できるメインの

おかずで、肉や魚、卵のほか、豆腐・納豆といった大豆製品があります。

**・副菜**

　野菜やきのこ類、海藻類を使った食品で、体の機能を保つビタミンや、体を構成するミネラル、腸内環境を整える食物繊維などを摂ることができます。

　忙しくて時間がないときに、手早く食事を済ませることができるおにぎりやサンドイッチは重宝します。しかし、それらだけでは栄養は炭水化物に偏ってしまいます。できればもう一品プラスして鶏肉や卵の入ったサラダを選ぶと、たんぱく質やビタミン、食物繊維などを補うことができます。

　また、ラーメンやパスタなど麺類を選びがちな人の場合は、入っている具材などを見て、不足している栄養があればプラスするようにします。肉系の具材が入っていれば野菜類を、タンメンなど野菜類が多ければ、卵などでたんぱく質が補える食品を組み合わせます。

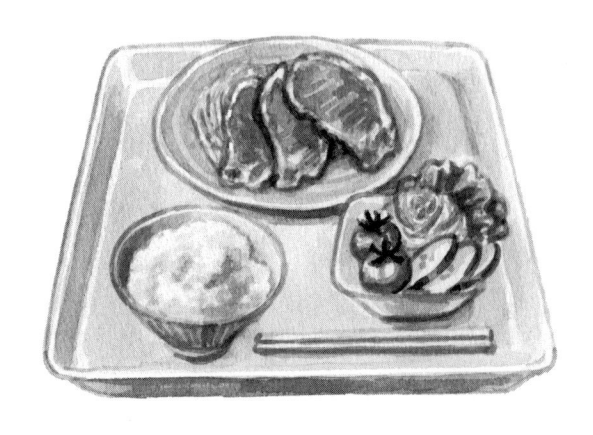

# コスト高は栄養高＆割安商品の選択でカバー

　コンビニの商品は、食品に限らず総じて価格がいわゆる定価に設定されています。スーパーや量販店などは大量仕入れなどによって商品が割引きされたり、総菜なども時間帯によって大幅に値下げされていたりと、利用の仕方によっては割安で食品を購入することができます。

　コンビニは各店舗でサービスが一律のかわりに、店舗によって価格が変わることはありません。複数の商品を購入したら思ったより割高になったなど、コストの面では使い勝手はよくないといえます。

## プライベートブランドなどを賢く利用。食品の値引き時間もある

　それでも、いつでもどこでも食品が購入できるコンビニは「便利」に変わりありません。コストに関しても上手に利用したいものです。

　近年は、コンビニ独自のプライベートブランド商品も増えてきました。これらの食品はクオリティが高く、価格もいくぶん割安となっています。

　こうしたコスパのよい商品を選ぶほか、各社のポイントを貯めるというのも一法です。nanakoポイントやpontaポイントなどでは定期的にキャンペーンなども実施されており、利用頻度の高い人におすすめです。

　また、店舗は限られますが、病院やホテル、ショッピングセンターなどの施設内にあるコンビニのなかには24時間営業ではない店もあり、そうした店では閉店間際に食品の値引きを行っているところもあります。その時間帯を狙って安く買い物をするという方法もあります。

## 栄養摂取をして、健康でいることが一番の「コスパ」につながる

　また、栄養価の高い食品を選んで、購入する品数を減らして節約するという方法もあります。お弁当、サラダ、デザートと3品買ったら1000円を超えるところを、ワンプレートでたんぱく質と食物繊維が摂れるビビンバ丼なら、デザートをプラスしても1000円以内に収まるといった具合です。

　ただし、節約を第一に栄養摂取をおろそかにするのは禁物です。体を壊して健康を損ねることになったら、結局は医療費がかかり、余計な出費となってしまいます。健康でいることが一番の「コスパ」なのです。

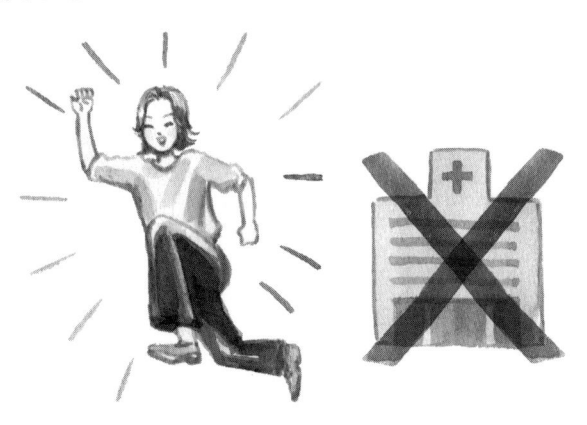

# コンビニ食は、総じて
# 塩分の摂りすぎに注意!

　コンビニの食品は幅広い客層に好まれる味つけになっているため、選ぶ食品によっては塩分を摂りすぎてしまうことになります。塩分摂取量を気にする場合に役立つのが、栄養成分表示の「食塩相当量」です。これを見ることで塩分の摂取量が確認でき、食品の選び方に注意すれば減塩にもつながります。

　外食では食塩相当量をチェックするのはむずかしく、また自炊ではなかなか正確に計算できないなどの問題があるのに対し、コンビニなどの食品は食塩相当量の表示をひと目見れば塩分量がわかるという利点があります。

## 和食は塩分の多い味つけになりがち。
## カロリー同様に塩分量の確認を習慣づける

　塩分の摂りすぎが続いてしまうと高血圧を招き、血管に負担がかかって脳梗塞などの病気を引き起こします。それらを予防するために、塩分は1日にどれくらいに控えたらよいのでしょうか。「日本人の食事摂取基準」（2020年版厚生労働省）は、成人1日当たりの摂取基準を次のように設定しています。

**男性：7.5g未満**

**女性：6.5g未満**

　この基準値を目安にすると、1食当たりの塩分量を2

〜3g程度に抑える必要があります。これはなかなか厳しい数字で、しょうゆやみそなど、味つけに塩分を含むものが多い日本人は、総じてこの基準量をオーバーしがちです。

コンビニ食や外食が続いたら、しばらくは味の濃い食べ物は控えて減塩生活を送るなど、一日の中またはその前後で調整するようにします。コンビニ食品の中でも、比較的塩分量が少ないものもあるので、カロリーと同様に食塩相当量をチェックする習慣もつけたいものです。

## スープは残す、ソースはすべてかけない、漬物は残すなどの工夫を

塩分量の多いメニューを食べる際に、食べ方を工夫して少しでも塩分をカットする方法もあります。

麺類は塩分多めの代表です。ラーメンやそば、うどんのスープやつゆには多くの塩分が含まれています。ついついスープやつゆを飲み干したくなりますが、我慢をして残すようにします。煮物の煮汁も塩分が多いので、すべて飲まないようにしましょう。

お弁当や総菜に添付されているソースやしょうゆなどの調味料は、具材にすべてかけないでその都度つけて食べると塩分が減らせます。サラダのドレッシングは添付のものは使用せず、減塩タイプのドレッシングで代用するのもよいでしょう。お弁当の漬物を残すのも忘れずに。

また、わかめなどカリウムを含む野菜類は塩分を排出する働きがあるので、一緒に食べるのも減塩対策になります。

# 朝・昼・夜、時間で違ってくる「食べ方」

「朝食は抜かずに食べる」「夕食は食べすぎないようにする」などいろいろといわれていますが、具体的に3食をどのくらいの量の比率で食べるのがよいのでしょうか。

3食のバランスをエネルギー量で見た場合の比率は、朝食：昼食：夕食＝3：4：3のバランスが理想とされています。つまり、朝食と夕食は、昼食よりも軽めにしたほうがよいということです。

## エネルギーの摂取は昼食に一番多くする。朝食は9時までに、夜遅くの夕食は控える

食事は食べる時間も大切です。昼食は12時に食べるようにし、朝食は朝9時までに済ませ、夕食は寝る3時間前までには終わらせておくようにします。残業などで帰宅が遅くなる場合には、夕方に軽食をとり、帰宅後の夕食は軽めに、なるべく消化のよいものにしましょう。

夕食に多めに炭水化物（主食）を摂りがちですが、夜は食事を終わらせたら体を動かすことがなく、就寝中はエネルギーの消費も極端に落ちるので、食事で摂ったブドウ糖が消費されずに太りやすくなります。糖質の摂取後すぐに運動をすれば、血糖値が上がりにくくなることがわかっています。朝食や昼食のあとは活動量も増えるので、夕食後よりは血糖値の上昇を抑えやすいのです。

白飯やパンなどの糖質はなるべく朝食に、昼食は主食・主菜・副菜の揃ったバランスのよい食事を、夕食は糖質を控え、たんぱく質や食物繊維の摂れる食事にすると、理想的です。

## 「朝の果物」で昼食後の血糖値を抑える。不足気味のビタミン、ミネラルも補給

「朝の果物は金」といわれますが、実際、朝食に果物を食べると多くのメリットがあります。果物には体調を整えるビタミンや、体に吸収しやすいエネルギー源になる果糖、ブドウ糖が多く含まれています。

脳のエネルギーになるのはブドウ糖のみです。朝起きたら、睡眠中に消費されたブドウ糖を効率よく摂取し、活力のある一日を送りたいもの。そのスタートとなる朝食で果物からブドウ糖を補給すると効果的です。脳に素早くエネルギー補給されるので、朝からしっかりと脳を働かせることができます。

朝食に糖質や食物繊維を摂ることは、セカンドミール効果にもつながります。これは、最初にとる食事（ファーストミール）が次にとる食事（セカンドミール）のあとの血糖値にも影響を及ぼす現象のことです。朝の食事で摂った糖質と食物繊維が昼食後の血糖値を抑える働きをして、肥満を予防するのです。

そのほか、昼食は丼ものなど品数が少なくなりがちで、ビタミン、ミネラルの摂取がおろそかになります。ビタミン、ミネラル不足を補うためにも、「朝の果物」はおすすめです。

# 年齢で違ってくる
# 食事のとり方

　健康を維持するための食事のポイントは、年齢によって変わってきます。エネルギーをはじめ、栄養成分の必要摂取量は年齢別に違ってきます。ライフステージに合わせた食事のとり方を理解し、習慣づけることが、さまざまな不調から体を守ることになります。

## ライフステージに合わせた食事で、肥満や低栄養を予防する

### ・幼児期（2〜5歳頃）

　人生の中で最も成長が著しい時期で活動量も多く、成人に比べて体は小さい割に多くの栄養素を必要とします。筋肉や臓器をつくるたんぱく質をはじめ、血液の成分となる鉄、骨や歯の発育に欠かせないカルシウムやビタミン類の栄養補給がとくに大切です。一方で、消化機能が未成熟で1回の食事量が少ないため、3食で足りない栄養素を間食で補う必要があります。

### ・成長期（6〜17歳頃）

　学童期後半から思春期にかけては、小児から成人へと成長する体の基礎づくりの時期。基礎代謝量は一生を通じて最大となり、エネルギーをはじめ各栄養素の必要量が増大します。骨格の成長に伴い骨量が増加する時期なので、カルシウムを十分に摂り、リン、マグネシウム、

銅などのミネラルやビタミンD・C、B群などが不足しないようにします。肥満になる子もいる一方、偏食やダイエットのしすぎでの低栄養に気をつけ、たんぱく質、炭水化物、脂質を過不足なく摂ることが大事です。

### ・成人期

身体機能が完成し、それまで身体の成長のために使われていたエネルギーの消費が減るため、成長期と同じ量を食べていたら肥満につながりやすくなります。ライフスタイルが大きく変化し、外食の機会も増えて食事を気遣うのがむずかしくなる頃です。食塩や脂質の摂りすぎに注意し、ビタミン、ミネラル、食物繊維をしっかり摂ってバランスのよい食事を心がけます。お酒が好きな人は飲みすぎにも気をつけたいものです。

## 高齢者はたんぱく質をきちんと摂取。高カロリーな食事でやせないようにする

高齢期は、身体各部に加齢によるさまざまな生理的変化が見られるようになります。消化管の機能が低下するので、必要な栄養素が吸収されなかったり、余分な栄養素が蓄積される状態に陥りやすくなります。

成人に比べて必要エネルギーは減りますが、たんぱく質の推奨量は高齢者のほうが多くなります。それは、栄養不足から筋肉量が低下しフレイル（虚弱）状態に陥るのを防ぐためです。

食が細い人は、量が少なくても高カロリーかつ高たんぱく質な食事を心がけ、やせないようにすることも大切になります。

# コンビニ食が毎日続くのはよくない？

　いつでも買えて手軽に食べられるコンビニのお弁当は、自炊が面倒なときや忙しくて時間のないときにはとても便利です。しかし、「毎日食べ続けていると体によくないのでは？」と感じる人もいるかもしれません。

　結論から言うと、自炊のほうがコンビニ食より体によいというわけではありません。どちらも偏った食事をしていたら健康を害します。大切なのは、栄養のバランスなのです。どんなに頑張って自炊をしていても、自分や家族が好きなものばかりが食卓に並んでいては栄養が偏ります。お弁当や総菜も同じです。

　不足している栄養に気づき、その食材、食品を加えることが何より大事です。

## 大切なのは「自炊」「外食」「中食」ではなく栄養バランス

　コンビニのお弁当は糖質や脂質、塩分が多く、野菜が足りない内容になっています。お弁当一品だけでは1日に必要な栄養素を摂取することはできません。これを続けていたら、糖質や脂質が過剰になり、糖尿病や高血圧、脂質異常症などのリスクが高まります。1日2〜3食、コンビニのお弁当だけの生活が毎日続くという場合は注意が必要です。朝食や夕食のメニューで、栄養バランスを

整えましょう。

　理想のお弁当は、ワンパックに主食・主菜・副菜が揃っている幕内弁当です。カレーやハンバーグ、牛丼などを食べたいというときは、本書で解説しているようにビタミンやミネラル、食物繊維を補えるサラダや和え物などをプラスしてください。また、ラーメンやパスタなどの麺類を食べるときは、野菜だけではなく、たんぱく質不足になりやすいので卵やチキンサラダ、焼き魚などを追加して栄養バランスを整えます。

「プラス一品」で足りない栄養を補う習慣がつけば、どこで食事をしても問題ないでしょう。

## 野菜ジュースのプラス一品から始める。
## コンビニは利用次第で健康増進の場に

　はじめは、栄養バランスのよい組み合わせの食品を選ぶのは少しハードルが高いと思うかもしれません。しかし、それほどむずかしく考える必要はなく、野菜が足りないと思ったら野菜ジュースを追加するだけでよいのです。お茶を牛乳に変えるだけでも、カルシウムが摂れます。

　コンビニには毎日食べても飽きないくらい、種類も豊富でたくさんの食品が並んでいます。さまざまな組み合わせのバリエーションを試せる場でもあります。自身の体や健康に対する意識が変わり、それが習慣となれば、少しずつバランスのとれた食生活を送ることができるようになるでしょう。

　コンビニ食は日々進化しています。現在ではむしろ、食べ方次第で健康増進の効果も期待できます。

( Profile )

**濱 裕宣**（はま　ひろのぶ）

東京慈恵会医科大学附属病院栄養部部長。一般社団法人栄養まるごと推進委員会理事。給食栄養管理と臨床栄養管理をバランスよく機能させ、患者の立場に立った食生活の向上にあたる。

**赤石定典**（あかいし　さだのり）

東京慈恵会医科大学附属病院栄養部所属。食生活を通して、生活習慣病予防や栄養の摂り方などの指導を行い、学内外の多方面で活動。

東京慈恵会医科大学附属病院
〒105-0003 東京都港区西新橋3丁目19−18

( Staff )　アートディレクション　細山田光宣
　　　　　デザイン　　　　　　　鈴木あづさ（細山田デザイン）
　　　　　撮影　　　　　　　　　有馬貴子（小社写真部）
　　　　　イラスト　　　　　　　澁谷玲子
　　　　　編集協力　　　　　　　桑原順子
　　　　　DTP　　　　　　　　天龍社（髙本和希）
　　　　　校正　　　　　　　　　滄流社
　　　　　編集担当　　　　　　　飯田祐士

# みんなのコンビニ栄養学

著　者　濱 裕宣
　　　　赤石定典
編集人　束田卓郎
発行人　殿塚郁夫
発行所　株式会社主婦と生活社
　　　　〒104-8357　東京都中央区京橋3-5-7
　　　　TEL.03-3563-5129（編集部）
　　　　TEL.03-3563-5121（販売部）
　　　　TEL.03-3563-5125（生産部）
　　　　https://www.shufu.co.jp
製版所　東京カラーフォト・プロセス株式会社
印刷所　共同印刷株式会社
製本所　株式会社若林製本工場